U0229955

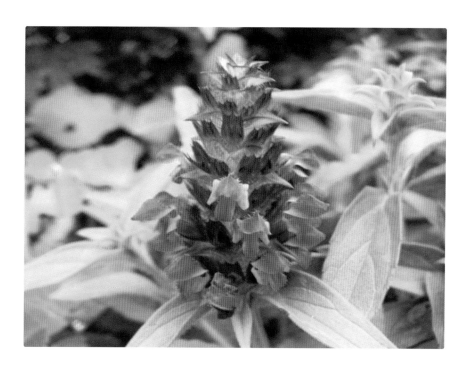

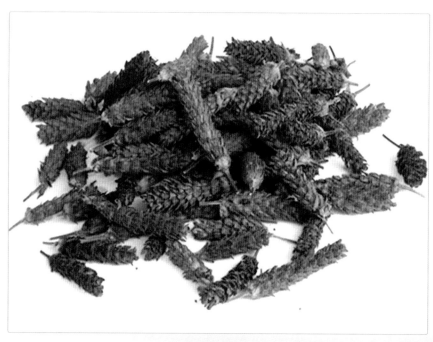

夏枯草

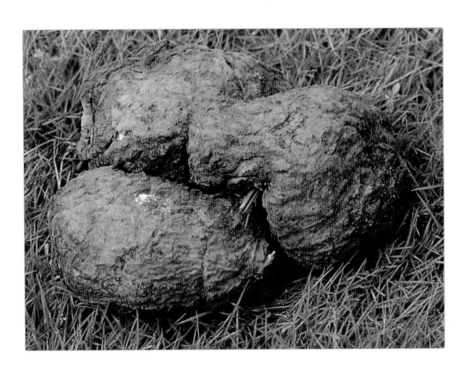

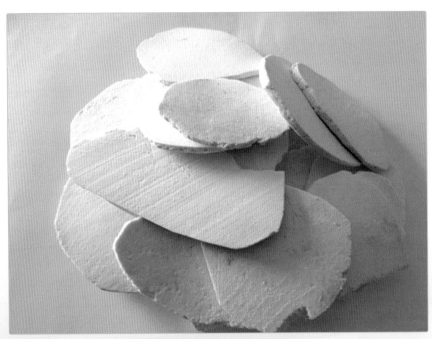

茯 苓

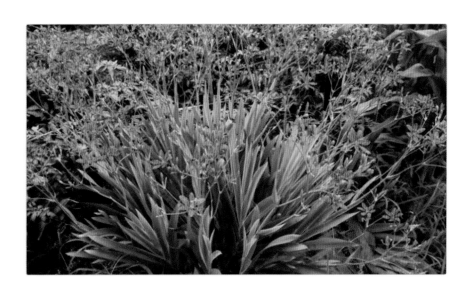

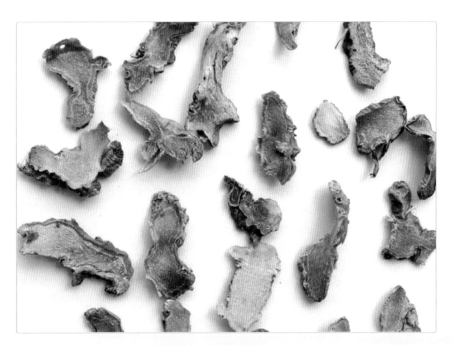

射 干

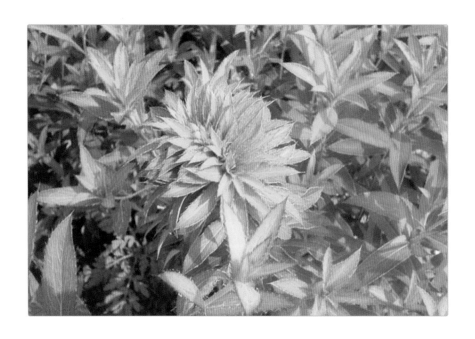

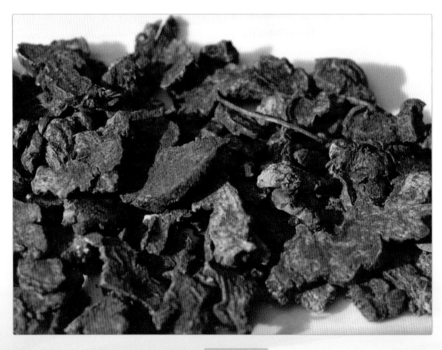

苍 术

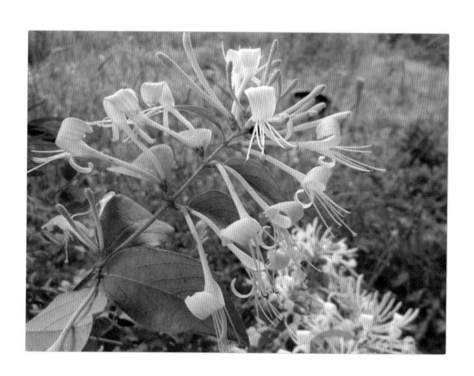

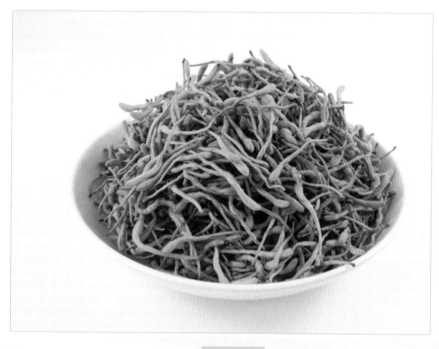

金银花

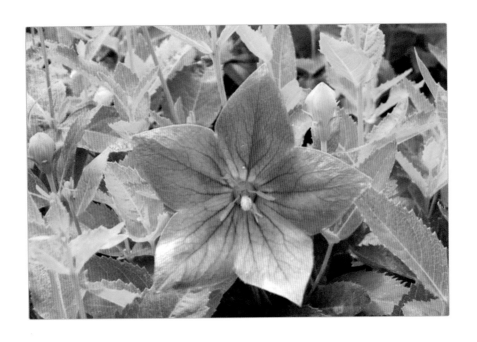

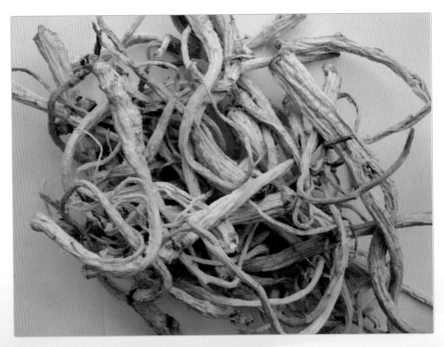

桔 梗

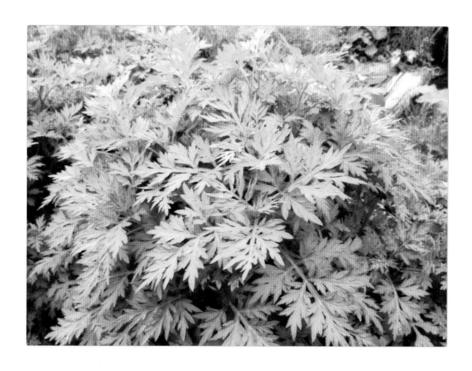

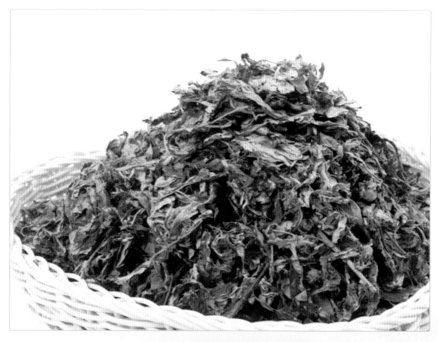

艾 草

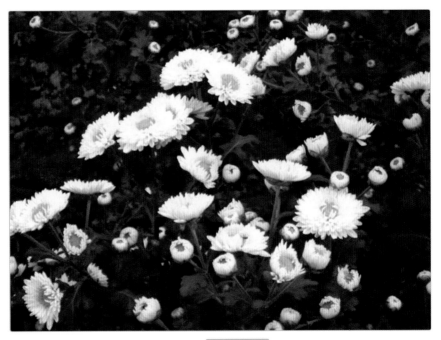

福白菊

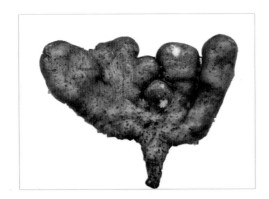

佛手山药

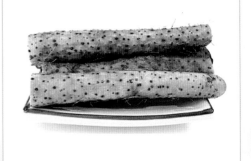

蕲山药

大别山地区特色药用植物

——以鄂东九种地理标志保护产品为例

张万举　张　奂　编著

杨水彬　主审

DABIESHAN DIQU TESE
YAOYONG ZHIWU

YI EDONG JIUZHONG DILI BIAOZHI
BAOHU CHANPIN WEILI

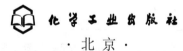

化学工业出版社

·北京·

大别山地区药用植物资源丰富，本书以鄂东地区九种地理标志保护产品蕲春夏枯草、罗田九资河茯苓、团风射干、罗田苍术、罗田金银花、英山桔梗、麻城福白菊、蕲春蕲艾、蕲春蕲山药、武穴广济佛手山药为对象，分别从一般性质、主要化学成分、药材鉴别、主要药用价值、临床应用及已开发上市产品等方面介绍所述植物相关领域的研究现状。

图书在版编目（CIP）数据

大别山地区特色药用植物——以鄂东九种地理标志保护产品为例/张万举，张龚编著．—北京：化学工业出版社，2015.12

ISBN 978-7-122-25717-8

Ⅰ.①大… Ⅱ.①张…②张… Ⅲ.①药用植物-介绍-湖北省 Ⅳ.①R282.71

中国版本图书馆 CIP 数据核字（2015）第 282260 号

责任编辑：褚红喜　宋林青　　　　　　　　装帧设计：王晓宇
责任校对：吴　静

出版发行：化学工业出版社（北京市东城区青年湖南街 13 号　邮政编码 100011）
印　　刷：北京永鑫印刷有限责任公司
装　　订：三河市宇新装订厂
710mm×1000mm　1/16　印张9½　彩插4　字数118千字
2016 年 2 月北京第 1 版第 1 次印刷

购书咨询：010-64518888（传真：010-64519686）　售后服务：010-64518899
网　　址：http://www.cip.com.cn
凡购买本书，如有缺损质量问题，本社销售中心负责调换。

定　　价：48.00 元

《大别山地区特色药用植物》编写组

编 著 者：张万举　张　龚

主　　　审：杨水彬

编写人员（以姓氏拼音为序）：

陈浩明　何彦斌　梅　豪　史文泽

魏荣芳　肖文平　熊　悦　阳慧慈

叶发兵　叶　辉　张万举　张　龚

赵梦娟

前言
Foreword

　　大别山位于中国湖北省、安徽省、河南省三省交界处，地处北亚热带温暖湿润季风气候区，绵延 270 千米，气候温和，雨量充沛，其独特的地理环境孕育了丰富独特、类型多样的植物资源。大别山人民自古就有应用中药的习俗，位于大别山南麓的蕲春县，自古就有"药都"之称。蕲春还是我国伟大的医药学家李时珍的诞生地，一部《本草纲目》万古流芳。《本草纲目》记载的 1892 种药物中，见诸于蕲春的就有 700 多种。

　　自 1999 年开始，我国实施地理标志保护产品制度，目前仅黄冈地区就已申请地理标志保护产品 30 余个。本书主要选取鄂东地区具有药用价值的地理标志保护产品蕲春夏枯草、罗田九资河茯苓、团风射干、罗田苍术、罗田金银花、英山桔梗、麻城福白菊、蕲春蕲艾、蕲春蕲山药和武穴广济佛手山药为研究对象，分别对其一般性质、主要化学成分、药材鉴别、主要药用价值、临床应用及已开发上市产品等进行介绍。我们希望本书的出版能够促进大别山地区，特别是鄂东地区特色药用植物的深度开发与合理利用，增强其市场竞争力，为提高其科技含量和经济附加值提供科学依据。

　　《大别山地区特色药用植物——以鄂东九种地理标志保护产品为例》由张万举、张龚编著，张万举副教授完成第 1～5 章，张龚副教授完成第 6～9 章，全书由熊悦统稿，杨水彬教授主审，陈浩明、何彦斌、梅豪、史文泽、魏荣芳、阳慧慈、赵梦娟等同学在前期资料收集与整理方面做了大量的工作，叶发兵教授、肖文平、叶辉等老师参加了写作过程的讨论，并提出了许多宝贵的建议。在此，向本书撰写过程中给予帮助的所有老师、同学表示衷心的感谢！

　　该书的出版是在黄冈师范学院化工学院、催化材料制备与应用湖北省重点实验室教材建设基金的资助下完成的，同时也得到了黄冈师范学院"卓越工程师培养计划（制药工程）"、"转型发展改革试点项目（制药工程）"的大力支持。另外，除书中所列的主要参考文献外，本书编写过程中还参考了一些网络资料、相关论文及专著，在此一并向其作者表示感谢！

　　由于时间仓促，水平有限，书中疏漏之处在所难免，敬请读者批评指正。

编著者

2015.08

目录
Contents

绪　论

一、大别山简介

大别山（Ta-pieh Mountains）位于中国湖北省、安徽省、河南省三省交界处，介于北纬30°10′～32°30′，东经112°40′～117°10′，呈东南西北走向，长270千米，一般海拔500～800米，山地主要部分海拔1500米左右。主峰白马尖，位于安徽省六安市霍山县境内，海拔1777米。"大别山"名字的由来与其独特的地理条件和文化渊源有关，其山脉连绵千余公里，是长江和淮河的分水岭，山南麓的水流入长江，北麓的水流入淮河，山南山北的气候环境截然不同，植物差异也很大，故称"大别山"。

大别山地处北亚热带温暖湿润季风气候区，具有典型的山地气候特征，气候温和，雨量充沛。温光同季，雨热同季，具有优越的山地气候和森林小气候特征，年平均气温12.5℃。大别山森林海拔差异大，植被变化明显，高度从400多米至1700多米，形成了丰富多彩的森林景观，植物资源极为丰富。大别山森林中有五针松、金钱松、香果树、青檀木、天女花、鹅掌楸和活化石千年古银杏、水杉等近百种国家重点保护珍稀树种，天麻、杜仲、石斛、麝香、灵芝等名贵药材均在此衍生，众多珍稀动物更是数不胜数。

大别山区是中国茶叶的主产区，其中六安瓜片、霍山黄芽、豫南信阳毛尖、信阳红茶、金寨翠眉、桐城小花、鄂东北的汉绿、岳西翠兰都是有名的品种。英山县茶叶年产量位居全国第三。大别山区也是板栗和甜柿的产区，其中罗田板栗年产量为全国第一。另外，油桐、油茶、丰店乌桕、漆树等经济林木均有广泛种植。

二、大别山地区的人文历史

大别山一带自古以来地灵人杰，英雄辈出。战国名相孙叔敖，勤政廉俭，文武兼备、厉行变革，辅佐楚庄王成其霸业；楚相春申君为战国四公子之一，开凿疏通黄浦江，成为上海的开山鼻祖；漳州首任刺史陈元光治漳43年，励精图治，引进中原先进农耕技术，推动河洛文化在闽南生根发芽，其功绩得到后世认可，乾隆追封其为"开漳圣王"；毕昇的活字印刷术被列为中国古代"四大发明"之一，是世界上最早的活字印刷技术，对人类文化的传播和世界文明的进步作出了杰出的贡献；北宋名相司马光，因其巨著《资治通鉴》，而成为中国史学泰斗；一代文豪何景明，"前七子"之一，与李梦阳并称文坛领袖；明朝大将郑成功，驱除荷兰殖民者，收复台湾，成为名满天下的民族英雄；蕲州人李时珍，因其著有《本草纲目》而成为明代著名医药学家；清代植物学家吴其浚，著有《植物名实图考》、《植物名实图考长篇》、《滇南矿厂图略》和《滇行纪程集》等书，是当时的学术泰斗；民国文学大师闻一多，高风亮节，铮铮铁骨形象犹存；中华人民共和国第三任国家主席李先念，治国理政，心怀万民，深入人心……

大别山是革命老区，是中国红军第四方面军诞生的摇篮，长征会师后的8万红四方面军主力为共和国的诞生立下了不可磨灭的汗马功劳；1927年黄麻起义爆发，打响了鄂豫皖地区武装反抗国民党右派的第一枪；1947年，刘邓大军挺进大别山，揭开了解放战争战略大反攻的序幕；自大革命以来，从红安县走出了两任国家主席，从黄冈林家大湾走出一位元帅，从红安麻城等地走出了三百多个开国将军，另外，一些革命先烈和爱国人士更是不计其数。

新中国成立以后，特别是改革开放三十多年来，大别山地区人民继续发扬艰苦奋斗、自力更生的革命精神，为实现现代化和建设小康社会而不懈努力。2007年，鄂豫皖三省的黄冈、随州、孝感、信阳、安庆、六安6市36县共同发表《大别山红色旅游区域协作联合宣言》，建立大别山旅游区域协作联合体，以红色旅游为特色，以生态、绿色旅游为主线，突出"千里跃进，将军故乡"主题，打造红色旅游区。2009年，国际农业发展基金开始实施大别山区扶贫项目，旨在推动大别山地区农业生产发展，促进农民增收。同年，农业部组织大别山地区的26个县开展名优茶优质高产协作，计划通过6年的协作努力，在促进大别山地区茶叶生产科技进步、树立优势茶叶品牌、提高茶叶生产效益、促进茶农增收致富等多个方面取得显著进步。2015年，国家发改委印发《大别山革命老区振兴发展规划》，提出以湖北黄冈、河南信阳、安徽六安中心城区为龙头，依托黄冈高新技术产业开发区、六安经济技术开发区等平台，主力打造黄冈临港经济带、信阳宁西工业经济走廊和六安工业走廊，建设大别山革命老区核心增长极。

三、大别山地区的医药文化——药都蕲春

中国人民自古就有应用中药的习惯，药用植物资源是传统中药材的主要来源，是中医药学理论体系的重要组成部分。大别山地区中医药产业发展迅速，其中以湖北黄冈蕲春最具代表性。蕲春自古就有"药都"之称，地处长江中下游北岸，大别山南麓，境内低山丘陵交错，气候冬冷夏热，雨量充沛，适宜于多种中药材生长。蕲春是我国伟大的医药学家李时珍的诞生地，一部《本草纲目》万古流芳。《本草纲目》记载的1892种药物中，见诸于蕲春的就有700多种。蕲春

古称"蕲州",明代中期就是著名的中草药贸易港口,其药材吞吐量为江淮之冠。据史书载,蕲州药市始于宋,盛于明,历史悠久,载誉九州,素有"人往圣乡朝医圣,药到蕲州方见奇"之说。北宋文学家苏东坡游历蕲州时,曾留下"千门万户悬昌艾,出门十里闻药香"的经典诗篇。而今,蕲春依托地理、自然、人文优势,以打造"华夏中药谷"为发展目标,大力开展中药种植、加工及贸易工作。"本草纲目传四海,医圣故里连九州",不断发展壮大的蕲州中药材专业市场正昂首阔步,向长江沿线大型药材集散地、湖北中药材信息中心、全国著名新药都的目标迈进。

四、国家地理标志保护产品

地理标志产品,是指产自特定地域,所具有的质量、声誉或其他特性本质上取决于该产地的自然因素和人文因素,经审核批准以地理名称进行命名的产品。地理标志保护产品包括两大类:一类是来自本地区的种植、养殖产品;另一类是原材料来自本地区,并在本地区按照特定工艺生产和加工的产品。而今,地理标志专门保护制度(图 0.1)正在成为中国保护地理标志知识产权、提升特色产品质量、促进区域经济发展和对外贸易的有效手段。自 1999 年实施地理标志产品保护制度以来,中国已有千余个地理标志产品受到专门保护。

大别山地区资源丰富、产品众多,目前仅黄冈地区就已申请地理标志保护产品 30 余种。2011 年,黄冈创建我国首个地理标志保护产品集散中心,旨在打造一个专门针对全国地理标志产品进行直供直销、农超对接的集约化营销平台。中心规划在整合黄冈地区地理标志保护产品的基础上,逐步吸纳全国范围内的地理标志产品,实行统一标准、统一检验、统一标志、统一包装、统一配送,最终实现中国地理标志保护产品国际互认。

本书选取鄂东地区具有药用价值的地理标志保护产品为研究对

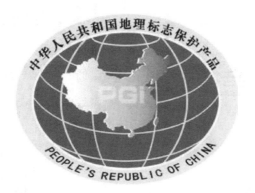

图 0.1　中华人民共和国地理标志保护产品标志

象：蕲春夏枯草、罗田九资河茯苓、团风射干、罗田苍术、罗田金银花、英山桔梗、麻城福白菊、蕲春蕲艾、蕲春蕲山药和武穴广济佛手山药，分别对其一般性质、主要化学成分、药材鉴别、主要药用价值、临床应用及已开发上市产品等进行了着重介绍。我们希望本书的出版能够为促进大别山地区，特别是鄂东地区特色药用植物的深度开发与合理利用，增强其市场竞争力，为提高其科技含量和经济附加值提供科学依据。

第一章

夏枯草

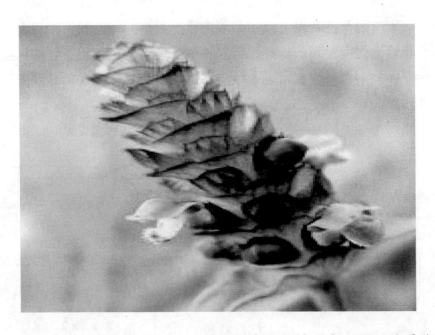

从前有位书生名茂松，为人厚道，自幼攻读四书五经，然屡试不第。茂松因此终日郁闷，天长日久，积郁成疾，颈部长出许多瘰疬，蚕豆般大小，形似链珠，有的溃破流脓，众医皆施疏肝解郁之法，无效，病情越来越重。这年夏天，茂松父亲不远千里寻神农。一日，他来到一座山下，只见遍地绿草茵茵，白花艳丽，似入仙境。他刚想歇息，不料昏倒在地。茂松爹怎么也没有料到，这百草如茵的仙境，竟是神农的药圃。此时，神农正在给药草浇水施肥，见有人晕倒急忙赶来救治。茂松爹醒来，谢恩并诉说了自己的苦衷。神农听罢，从草苑摘来药草，说："用此草上端球状部分，煎汤服用。"又说："此草名'夏枯草'，夏天枯黄时采集入药，有清热散结之功效。"茂松按方服之，不久病愈。后来，父子二人广种夏枯草，为民治病，深得人心。

一、简介

夏枯草（拉丁学名：*Prunella vulgaris* Linn，英文名：Common selfheal Fruit-Spike）因"此草夏至后即枯"得名，为多年生草本药用植物，别名有"夕句"、"乃东"、"铁色草"、"麦夏枯"、"灯笼头"、"大头花"、"燕面"、"花鼓槌"、"棒头草"、"散血草"等。

1. 形态特征

中药夏枯草干燥果穗体轻、气微、味淡，表面呈棕红色或淡紫褐色，为长圆柱形或宝塔形，略扁，长 1.5～8cm，直径 0.8～1.5cm。全穗由数轮至数十轮宿萼和苞片组成，呈覆瓦状排列。每轮有对生苞片 2 片，扇形，先端尖尾状，脉纹明显，外表面有白毛。每一苞片内有花 3 朵，花冠多已脱落；宿萼二唇形；内有小坚果 4 枚，卵圆形，棕色，尖端有白色突起。

2. 分布

夏枯草能耐寒、适应性强，喜温暖湿润的环境。以栽培于阳光充足，排水良好，温暖湿润的沙质土壤为佳，也可在旱坡地、田野、林边草地、山脚、路旁种植，但在易涝、低尘地不宜栽培。在我国，夏枯草主要分布在陕西、甘肃、新疆、河南、湖北、湖南、江西、浙江、福建、广东、广西、贵州、四川及云南等省区。

3. 蕲春夏枯草

蕲春是医圣李时珍故里，是全国知名的中医药之乡。2014 年 5 月，蕲春夏枯草被列为国家地理标志保护产品。蕲春夏枯草品种独特，药效良好，是蕲春的道地药材。

与其他地区的夏枯草相比，其独特之处表现在以下几个方面。

一是感观。蕲春夏枯草花序长，果穗大，长度可达 2.0～8.0cm，直径 1.0～2.0cm，而一般夏枯草长仅 1.5～6.0cm，直径0.8～1.5cm。

二是内质。蕲春夏枯草浸出物含量和迷迭香酸含量较高，其中浸出物含量≥10.5%，最高检测值达到 21.5%；迷迭香酸含量≥0.20%，最高检测值达到 0.36%，两者含量均高于其他地区所产的夏枯草。

李时珍在其著作《本草纲目》中，对蕲春夏枯草有详细记载："主治寒热瘰疬鼠头疮，散瘿结气，脚肿湿痹，轻身。"并附有 7 副诊治药方。李时珍明确地描述了蕲春夏枯草的药用价值，并作为蕲春夏枯草的经典论述被历代医书所转载。清代咸丰年间和光绪年间，两次修撰的《蕲州志》之《卷三土产篇》中，都将蕲春夏枯草列为此地土特产，并作为贡品上缴朝廷。1986 年全国中草药资源普查结果表明，蕲春夏枯草年产量达到 10 万公斤，蕲春为夏枯草的主产区。

二、主要化学成分

目前为止，各国科研人员从夏枯草中提取分离得到了多种化合物，可以分为七类，分别为三萜类、甾体类、黄酮类、香豆素类、挥发油类、有机酸类及糖类化合物。

1. 三萜类

夏枯草中含有丰富的三萜类化合物，其中以齐墩果酸和熊果酸的含量最高。熊果酸又名乌苏酸、乌索酸，低含量为棕黄色或黄绿色粉末，具特殊的气味，是存在于天然植物中的一种五环三萜类化合物。

熔点 283～288℃，易溶于甲醇、丙酮、吡啶，不溶于水和石油醚。熊果酸不仅具有镇静、抗炎、抗菌、抗糖尿病、抗溃疡、降低血糖等多种生物学效应，还具有明显的抗氧化功能，因而其被广泛用作医药和化妆品原料。

目前已发现夏枯草提取物甲基化化合物 28 种：

No.	化合物名称	R^1	R^2	R^3	R^4	R^5	R^6
1	齐墩果酸甲酯	H	β-OH	CH_3	CH_3	H	CH_3
2	熊果酸甲酯	H	β-OH	CH_3	CH_3	CH_3	H
3	山楂酸甲酯	OH	β-OH	CH_3	CH_3	H	CH_3
4	3-表山楂酸甲酯	OH	α-OH	CH_3	CH_3	H	CH_3
5	$2\alpha,3\alpha,23$-三羟基齐墩果-12-烯-28-酸甲酯	OH	α-OH	CH_2OH	CH_3	H	CH_3
6	$2\alpha,3\alpha,24$-三羟基齐墩果-12-烯-28-酸甲酯	OH	α-OH	CH_3	CH_2OH	H	CH_3
7	$2\alpha,3\alpha$-二羟基熊果-12-烯-28-酸甲酯	OH	α-OH	CH_3	CH_3	CH_3	H
8	2α-羟基熊果酸甲酯	OH	β-OH	CH_3	CH_3	CH_3	H
9	$2\alpha,3\alpha,24$-三羟基熊果-12-烯-28-酸甲酯	OH	α-OH	CH_3	CH_3	CH_2OH	H

No.	化合物名称	R^1	R^2
10	$2\alpha,3\alpha$-二羟基熊果-12,20(30)-二烯-28-酸甲酯	H	CH_3
11	$2\alpha,3\alpha,24$-三羟基熊果-12,20(30)-二烯-28-酸甲酯	H	CH_2OH

2α,3α,24-三羟基齐墩果-11,13(18)-二烯-28-酸甲酯（**12**）

桦木酸甲酯（**13**）

(13S,14R)-2α,3α,24-三羟基-13,14-环齐墩果-11-烯-28-酸甲酯（**14**）

(12R,13S)-2α,3α,24-三羟基-12,13-环蒲公英赛-14-烯-28-酸甲酯（**15**）

No.	化合物名称	R^1	R^2	R^3
16	齐墩果-12-烯-28-醛-3β-羟基	CHO	H	CH_3
17	熊果-12-烯-28-醛-3β-羟基	CHO	CH_3	H
18	齐墩果-12-烯-3β,28-二羟基	OH	H	CH_3
19	熊果-12-烯-3β,28-二羟基	OH	CH_3	H
20	β-香树脂醇	H	H	CH_3

No.	化合物名称	R^1	R^2	R^3	R^4	R^5	R^6
21	夏枯草苷 A	α-OH	CH_3	CH_3	Glc(1→2)Glc	CH_3	H
22	夏枯草苷 B	α-OH	CH_3	CH_2OH	Glc	CH_3	H
23	niga-ichigoside F_2	α-OH	CH_2OH	CH_3	Glc	CH_3	H
24	sericoside	β-OH	CH_3	CH_2OH	Glc	H	CH_3
25	niga-ichigoside F_1	β-OH	CH_2OH	CH_3	Glc	CH_3	H
26	arjunglucoside I	β-OH	CH_2OH	CH_3	Glc	H	CH_3

夏枯草皂苷 A（27）

夏枯草皂苷 B（28）

2. 甾体类

甾体化合物广泛存在于动植物体内，许多具有各种生物活性，它们的应用非常广泛，夏枯草中含有多种甾体类化合物：

No.	化合物名称	R¹	R²
29	β-谷甾醇	α-OH	
30	豆甾醇	α-OH	
31	胡萝卜苷	O-Glc	

No.	化合物名称	R¹	R²
32	α-菠甾醇	α-OH	
33	Δ⁷-豆甾醇	β-OH	
34	豆甾-7,22-二烯-3-酮	=O	

3. 黄酮类

黄酮类化合物具有多种药理活性，它是一种很强的抗氧剂，可有效清除体内的氧自由基，还可以改善血液循环，降低胆固醇，同时黄酮类化合物还具有抗菌、抗炎等活性。目前在夏枯草中发现的黄酮类化合物主要有以下几种：

No.	化合物名称	R¹	R²	R³
35	木犀草素	H	H	OH
36	异荭草素	H	Glc	OH
37	木犀草苷	H	O-Glc	OH
38	槲皮素	H	H	OH
39	槲皮素-3-O-β-D-半乳糖苷	Gal	H	OH
40	槲皮素-3-O-β-D-葡萄糖苷	Glc	H	OH
41	山奈酚-3-O-β-D-葡萄糖苷	Glc	H	H

4. 香豆素类

香豆素，英文名称为 Coumarin，又名香豆内酯、邻氧萘酮、氧杂萘邻酮、邻羟基桂酸内酯、1,2-苯并吡喃酮、o-羟基肉桂酸内酯等，具有新鲜干草香和香豆香，生物活性主要表现为抗肿瘤、抗菌、抗凝血、降血糖等。夏枯草中含有的香豆素类化合物主要有如下几种。

No.	化合物名称	R
42	伞型酮	H
43	莨菪亭	OCH₃
44	七叶苷元	OH

5. 挥发油类

目前已从夏枯草中检出 20 多个挥发油成分，其中 1,8-桉油精（**45**）和 β-蒎烯（**46**）占总挥发油含量的 60% 以上。1,8-桉油精具有抗菌、抗炎、解热、平喘、镇痛作用，有似桉叶、樟脑般清凉刺激之感。

1,8-桉油精（**45**） β-蒎烯（**46**）

6. 有机酸类

夏枯草中含有多种有机酸组分，主要包括迷迭香酸、顺式/反式咖啡酸、软脂酸、软脂酸乙葡酯、硬脂酸、6,9-十八碳二烯酸、3,6,

17-二十碳三烯酸、油酸、花生油酸、辣木子油酸、月桂酸、肉豆蔻酸、亚麻酸、棕榈酸、十四烷酸、亚油酸等。夏枯草中迷迭香酸含量丰富，它是一种水溶性的天然酚酸类化合物，具有较强的抗氧化活性，其抗氧化活性强于维生素 E、咖啡酸、绿原酸、叶酸等，有助于防止自由基造成的细胞受损，可降低癌症和动脉粥样硬化的风险。迷迭香酸具有较强的抗炎活性，同时还具有抗菌、抗病毒、抗肿瘤的活性，而其抑制急慢性感染、抗紫外线、抑制弹性蛋白降解等特性已使迷迭香酸成为化妆品的添加剂。目前，迷迭香酸在制药、食品、化妆品等领域中处处体现着其重要的应用价值。

7. 糖类化合物

夏枯草中含游离的单糖、双糖和多糖，如葡萄糖、半乳糖、果糖和蔗糖。通过实验，从夏枯草水提物中检测到一种多聚糖夏枯草皂苷（prunellin），初测其相对分子质量为 10000，含有硫元素。捷克学者对夏枯草进行了深层次的研究，从夏枯草植物的乙醇提取物中检测到了蔗糖、甘露糖、葡萄糖和果糖，且夏枯草的醇提物和水提物中含有结合的甘露糖、葡萄糖、阿拉伯糖、木糖和鼠李糖。

8. 其他成分

除了以上各种化合物以外，夏枯草中还有 d-樟脑、d-小茴香酮、胡萝卜素、维生素（包括维生素 B_1、维生素 C、维生素 K 等）、树脂、苦味质、鞣质、生物碱等成分。

三、药材鉴别

1. 理化鉴别

① 取该品粉末 1g，加乙醇 15mL，加热回流 1h，过滤。取滤液 1mL，置蒸发皿中，蒸干，残渣加醋酐 1 滴使溶解，再加硫酸微量，即显紫色，后变暗绿色。

② 取该品粉末 1g，加乙醇 20mL，加热回流 1h，过滤，滤液蒸

干，用石油醚（30～60℃）浸泡2次，每次15mL（约2min），倾去石油醚液，残渣加乙醇1mL溶解，作为供试品溶液。另取熊果酸对照品，加乙醇制成对照品溶液（1mg/mL）。采用薄层色谱法，分别吸取上述两种溶液各2μL，点于同一硅胶薄层板上，以环己烷-氯仿-醋酸乙酯-冰醋酸（20：5：8：0.5）为展开剂，展开，取出，晾干，喷以10％硫酸乙醇溶液，100℃加热至斑点显色清晰，分别置日光及紫外光灯（365nm）下检视。供试品色谱中，在与对照品色谱相应的位置上，分别显相同颜色的斑点或荧光斑点。

2. 性状鉴别

夏枯草干燥果穗呈长圆柱形或宝塔形，长2.5～6.5cm，直径1～1.5cm，棕色或淡紫褐色。宿萼数轮至十数轮，作覆瓦状排列，每轮有5～6个具短柄的宿萼，下方对生苞片2枚。苞片肾形，淡黄褐色，纵脉明显，基部楔形，先端尖尾状，背面生白色粗毛。宿萼唇形，上唇宽广，先端微3裂，下唇2裂，裂片尖三角形，外面有粗毛。花冠及雄蕊都已脱落。宿萼内有小坚果4枚，棕色，有光泽。体轻质脆，微有清香气，味淡。以色紫褐、穗大者为佳。

3. 显微鉴别

夏枯草粉末特征：深棕色。

① 宿存花萼异形细胞，表面观细胞延长，垂周壁深波状弯曲，直径31～57μm，长约至121μm，非木化，有稀疏细小纹，胞腔含淡黄色或黄棕色物。

② 非腺毛多碎断，完整者1～14个细胞，单细胞者多见，呈三角锥形，长16～54μm，多细胞者常有1个或几个细胞缢缩，长约至20～75μm，表面具细小疣状突起，有的胞腔内含黄色物。

③ 苞片或萼片腺毛头部1～2个细胞，单细胞者一边延长成钩状，胞腔内充满黄色分泌物；柄部1～2个细胞。

④ 腺鳞头部类圆形，4个细胞，内含黄色分泌物。

⑤ 中果皮石细胞表面观呈类长方形或类方形，垂壁波状弯曲，

壁厚 5~13μm，胞腔星状分枝，有的含黄色分泌物。

⑥ 果皮薄壁细胞，表面观呈类多角形，内含草酸钙砂晶。

⑦ 种皮细胞表面观类长多角形，壁具细密弧形条网状增厚。

⑧ 苞片表皮表面观细胞呈类多角形，垂周壁稍弯曲，表面有细密角质条纹，有的细胞含黄色或黄棕色物，表面质纹理不明显，气孔直轴式。此外，子叶细胞中含有脂肪油滴。

四、主要药用价值

1. 抗肿瘤作用

夏枯草对多种致癌、促癌物有抵抗作用。大量研究表明，夏枯草提取物能明显抑制肿瘤细胞增殖，并诱导肿瘤细胞凋亡和细胞周期的变化。在抑制淋巴瘤细胞生长的机制研究中，体内实验证实：夏枯草可以抑制 Akt 通路和 Erk 信号转导通路的活化，激活 JNK 和 p38 信号转导通路，通过 Caspase 途径诱导细胞发生凋亡；在食管癌、胃癌和肺癌的相关治疗中可见含夏枯草成分的注射液对肿瘤细胞周期的停止有积极作用，能够有效抑制肿瘤细胞的生长；在实体肿瘤中，夏枯草提取物能抑制血管的形成，从而抑制肿瘤病灶的不断扩大。

2. 降血压作用

临床上，夏枯草用于治疗高血压症已取得非常好的效果。实验研究表明，夏枯草总皂苷（PVS）与夏枯草的降压作用有关，能有效降低实验组大鼠麻醉后心率失常的发生率，以剂量为 20mg/kg 的夏枯草皂苷提取液对实验大鼠行腹腔注射，经麻醉后结扎冠状动脉 4h，发生心肌梗死的大鼠数量明显比未经注射的对照组大鼠减少；当以剂量为 2.5mg/kg 的夏枯草皂苷提取液对实验大鼠进行静脉注射，该组大鼠麻醉后血管的收缩压和舒张压与未经注射的对照组大鼠比较有显著的下降。

3. 降血脂降血糖作用

夏枯草的醇类提取物具有调节血糖的作用。相关研究表明，其醇类提取物可促使小鼠胰岛素的体内分泌，加强机体组织对糖的利用和转化功能，从而抑制肾上腺素对血糖的升高作用，增加肝糖原的合成，改善机体的糖耐量以达到降低血糖水平的作用。除此之外，夏枯草醇提物对肾上腺素、四氧嘧啶糖尿病模型小鼠的血糖升高具有明显的预防作用。

4. 抗病毒作用

夏枯草中三萜类物质夏枯草皂苷（Prunellin）具有初步的抗HIV-1（人类免疫缺陷病毒）活性。夏枯草提取物（PS）在体外可显著降低经暴露的 HIV 细胞前病毒 DNA 自我合成复制的数量，PS 的分馏物以一种无竞争方式表现出对 HIV 病毒逆转录过程的抑制作用。体内研究表明，向肠道内注射该物质，可从血浆中成功检测到该物质活性成分。

5. 抗炎、免疫抑制作用

多年来，国内外学者对夏枯草化学成分生物活性的研究结果表明，夏枯草中的熊果酸、2α-羟基熊果酸、桦木酸及 $2\alpha,3\alpha$-二羟基乌苏-12-烯-28-酸具有明显的抗过敏、抗炎活性。大鼠耳肿胀、足肿胀实验表明，夏枯草水煎醇沉液对早期炎症反应有显著抑制作用，经腹腔注射后，大鼠肾上腺增重，皮质束状带增厚，细胞呈分泌活跃状态，血液中皮质醇水平显著提高，同时胸腺、脾脏器官中的淋巴组织增生明显受抑制，淋巴细胞减少。这说明夏枯草不仅具有抑制早期炎症反应的非特异性免疫作用，而且对特异性免疫功能也具有相当强的抑制作用。此外，国内的早期研究发现夏枯草的特异性免疫抑制作用还能用来进行溃疡性结肠炎的免疫调节性治疗。

6. 抗氧化作用

药理研究表明夏枯草中的熊果酸成分可作为较强的抗氧化剂。熊果酸能抑制花生四烯酸代谢过程中 5-脂氧合酶与环氧化酶的活性，阻止前列腺素与白三烯的生成，从而抑制炎症反应。另有研究表明熊果酸能抑制人乳腺上皮细胞中的环氧化酶的转录，从而抑制前列腺素生成。

五、临床应用

1. 治疗甲状腺疾病

夏枯草在治疗亚急性甲状腺炎、甲状腺肿方面疗效显著，在治疗甲状腺肿大上尤显优势。实验对照发现夏枯草实验组退热和压痛消退时间、甲状腺肿胀消退时间、甲状腺疼痛缓解时间、治疗一周后红细胞沉降率和复发率降低的程度等均明显优于泼尼松实验组。采用夏枯草口服液、泼尼松片、左甲状腺素片三联疗法治疗中老年亚急性甲状腺炎，其总有效率、复发率均有统计学意义。在传统甲状腺疾病治疗基础上，应用夏枯草口服液治疗毒性弥散性甲状腺肿（Graves 病）患者，发现其治愈率明显提高。

2. 治疗乳腺疾病

近年来，大量学者对应用夏枯草来治疗乳腺疾病进行了研究，结果表明夏枯草在治疗乳腺增生方面疗效显著，对男性乳腺异常发育症亦有确切疗效。采用夏枯草口服液治疗乳腺增生，并以乳癖消作对照，发现治疗组疗效明显优于对照组。应用他莫昔芬联合夏枯草胶囊治疗男性乳腺发育症，其疗效明显优于单纯应用他莫昔芬者。

3. 治疗高血压

众多研究证实夏枯草的降血压作用突出，最著名的要数"三草汤"（夏枯草、益母草、龙胆草）。夏枯草在临床上的研究也很多，采用夏枯草口服液来治疗肝郁化火型高血压患者，总有效率为 91.6%，而口服夏枯草膏的总有效率也可达 92.3%，夏枯草在肝郁化火型高血压治疗上疗效明显。

4. 治疗皮肤病

近年来有报道称，将夏枯草用于治疗皮肤病（如荨麻疹、痤疮及外用治疣等）效果较好。实验研究发现夏枯草口服液配合氯雷他定片治疗慢性特发性荨麻疹见效快，且在控制复发方面有明显优势。采用夏枯草为主内服联合壮医药线点灸治疗结节性痤疮，并以常规西药治疗作对照，结果表明治疗组效果明显优于对照组。

5. 治疗眼病

夏枯草素有明目之用，近年来应用夏枯草治疗眼病疗效确切。采用夏枯草膏对原发性开角型青光眼患者进行治疗，结果表明服药前后患者眼压及视野平均光敏感度和平均缺损的改变差异有统计学意义，且临床症状有明显改善。

6. 治疗淋巴瘤

淋巴瘤的实验研究较多，而临床研究相对较少。临床研究发现夏枯草和CHOP（改良环磷酰胺、长春新碱、阿霉素、泼尼松联合化疗）方案联合化疗初治惰性淋巴瘤患者的有效率高于仅接受CHOP化疗或夏枯草治疗的患者，说明夏枯草配合CHOP化疗方案治疗初治惰性淋巴瘤有一定疗效。

六、已上市药物

1. 复方夏枯草搽剂

复方夏枯草搽剂为纯中药制剂，由夏枯草、地骨皮、山慈姑、黄柏、白矾、木鳖子、补骨脂多味中药煎制而成，是为治疗火热毒邪发于肌表皮肤所出的瘰疬、瘿瘤而配制。

方中用于清火消肿的夏枯草和用于清热解毒的山慈姑为君药；具有清热燥湿、泻火解毒功效的地骨皮和黄柏为臣药；佐以儿茶、白矾清热泻火解毒；补骨脂外用、木鳖子散结消肿，攻毒疗疮为使药。

全方具有清火凉血、散瘀消肿的功效。其作用机制为局部用药后药物经汗腺进入血液循环，可破坏血窦内皮，抑制毛细血管扩张，减轻渗出和水肿，使血管壁钙化栓塞，并抑制内皮细胞生长，促进结缔组织增生、局部纤维化，新形成的结缔组织压迫血管，使血管营养不良导致萎缩，致血管瘤消失，从而达到治愈目的，尤其适用于大面积的毛细血管瘤。

2. 夏枯草口服液

夏枯草口服液为单味药材制成，其味苦辛寒，归肝、胆经，能清火、明目、散结、消肿。主治头痛眩晕，瘰疬，瘿瘤，乳痈肿痛，甲状腺肿大，淋巴结结核，乳腺增生症，高血压症。

药效学研究证明，其对戊酸雌二醇所致的乳腺增生病有明显的抑制作用。对巴豆油、角叉菜胶性，蛋清性、棉球肉芽组织增生所致的多种急慢性炎模型均有明显的抗炎作用。研究表明此产品具有明显的抗菌、消炎、活血化瘀、止痛、降压作用。临床应用上，使用效果满意，且未发现有不良反应。

3. 夏枯草汤

夏枯草汤由夏枯草、元参、黄芩、珍珠母、决明子、生地、白芍、菊花、徐长卿等组成，全方在清降肝火基础上加用凉血通络、养阴安神之品共同起到清肝降火、通经活络的功效。

根据现代药理研究证实，方中夏枯草、黄芩、决明子、菊花、徐长卿均有不同程度的降低血压与扩张血管的作用。以清肝降火、通脉活络为立法的夏枯草汤对辨证为肝火上炎络脉郁滞型的高血压患者具有较好的降低血压及脉压的治疗效果，还可改善患者的内皮功能延缓、动脉粥样硬化的发展。

4. 夏枯草膏

夏枯草膏，中成药名。为解表剂，具有清火、散结、消肿之功效。主治火热内蕴所致的头痛、眩晕、瘰疬、瘿瘤、乳痈肿痛；甲状腺肿大、淋巴结核、乳腺增生病见上述证候者。

5. 夏枯草颗粒

夏枯草颗粒具有清火、明目、散结、消肿的功效。常用于治疗头痛眩晕、瘰疬、瘿瘤、乳痈肿痛、甲状腺肿大、淋巴结结核、乳腺增生症、高血压症，疗效佳。

6. 前列舒泰

前列舒泰是一种保健品，前列腺用药。主要成分为夏枯草、黄柏、地龙、红花等，有清热解毒、活血通络、行气散结、祛湿化瘀的功效。用于急、慢性前列腺疾患所引起的尿频、尿急、尿不净、尿滴沥、尿涩痛、肛周坠痛等的康复保健。

参 考 文 献

[1] 刘悦，宋少江，徐绥绪. 夏枯草的化学成分及生物活性研究进展 [J]. 沈阳药科大学学报，2003，1：55～59.

[2] 秦蕊，陆军. 夏枯草的化学成分及药理作用的研究进展 [J]. 中国医药指南，2012，10：435～436.

[3] 付晓瑞，李继昌，张明智. 夏枯草近代研究进展概述 [J]. 中医研究，2005，18 (6)：60～63.

[4] 李芳，林丽美，李春. 夏枯草化学成分研究概况 [J]. 中国实验方剂学杂志，2011，17 (24)：270～273.

[5] 李咏梅，肖冰梅. 夏枯草的药用研究概述 [J]. 中国医药指南，2013，11 (19)：479～480.

[6] 窦景云，于俊生. 夏枯草药理作用及临床应用研究进展 [J]. 现代医药卫生，2013，29 (7)：1039～1041.

第二章

茯 苓

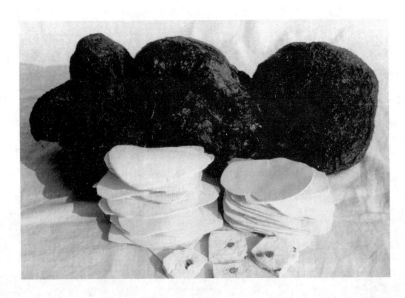

　　相传成吉思汗带兵在黑龙江作战时，士兵因水土不服患疫疾。军中汉医进言茯苓煎水服用可治，成吉思汗于是差人采取煎服，患病的士兵果然痊愈，一时茯苓被士兵传为神药。早在公元1403～1424年，郑和下西洋，曾将大黄、甘草、茯苓带到了国外。日本流传着一种叫"兵粮丸"的秘方，其实就是茯苓。茯苓的食疗功效亦很高，传说慈禧太后为了保养身体，令太医遍访滋容养颜的长生不老药，在太医们愁眉不展时，恰逢御膳房把茯苓制作成茯苓饼供膳，想到茯苓有久服安魂养神之效，太医们就把茯苓饼当做长生不老药进献慈禧太后，恰好治愈了她的胸胁逆气、口焦舌干症。因为慈禧太后对茯苓延年益寿、保健养生功效的确认和喜爱，清末时中国北方许多地区开始盛行以茯苓糕作早点，亦制作出内爽蜜饯、松果仁馅的茯苓饼，甘香可口富有营养。

一、简介

茯苓〔拉丁学名：*Poria cocos*（Schw.）Wolf〕，又名伏灵，李时珍释其名曰："盖松之神灵之气，伏结而成，故谓之伏灵、伏神也"，别称茯苓个、茯苓皮、茯苓块，为多年生药用真菌。寄生于松科植物赤松或马尾松根上，依附在有特异臭气，深入地下 20～30cm 的菌核表面，一般在 7～9 月采挖。

1. 形态特征

茯苓多为不规则的块状，球形、扁形、长圆形或长椭圆形等；大小不一，小者如拳，大者直径达 20～30cm；外表呈棕褐色至黑褐色，粗糙有褶皱；内质坚实，断面是白色或浅黄色，子实体伞形，直径为 0.5～2mm。

2. 分布

茯苓有野生茯苓和栽培茯苓之分。栽培茯苓喜温暖、通气、较干净的环境，适宜培植在向阳温暖的山坡和较疏松、排水良好的沙质土壤，生产于我国湖北、湖南、安徽、河南、山西等省，其中湖北大别山区（主要是罗田和英山）是栽培茯苓的主产区，采用春季段木"窖苓"的方法大量栽培茯苓。野生茯苓主要寄生于赤松、马尾松、云南松等松属植物较老的根部，分布在我国云南、贵州、四川、浙江等省，其中以云南的"云苓"品质为最佳。

3. 九资河茯苓

2007 年 9 月，九资河茯苓被列为国家地理标志保护产品，北京同仁堂在罗田县和英山县建立起茯苓 GAP 生产基地。九资河作为著名的"茯苓之乡"，所产的优质茯苓在国内外享有很高的声誉，曾在美国旧金山万国博览会上得获金奖，是九资河的道地药材，也是茯苓品种中唯一的国家地理标志保护产品。

与其他地区的茯苓相比，九资河茯苓独特之处表现在以下几个方面。

一是质量特色。鲜茯苓个，单个重≥200g。干茯苓个，单个重≥100g。白苓块，块厚0.4～0.6cm，边长3.0～5.0cm，碎块≥10%。赤苓块，块厚0.4～0.6cm，边长3.0～5.0cm，碎块≥10%。白苓片：片厚0.15～0.2cm，直径≥3.0cm，碎片≥15%。赤苓片：片厚0.15～0.2cm，直径≥3.0cm，碎片≥15%身干。精片：片厚0.15～0.20cm，直径≥3.0cm，碎片≥5%。

二是理化性质。其水溶性浸出物≥2%，总灰分≥3.0%，吸水率≥5.04%，水分≥14%，茯苓聚糖含量≥79%，三萜类化合物含量≥0.12%。

二、主要化学成分

茯苓的主要化学成分为多糖、三萜、脂肪酸、麦角甾醇及酶等。

1. 三萜类

随着分离和测定技术的提高，中外学者从茯苓中分离出了3种化学骨架类型的羊毛甾三萜34个化合物，即羊毛甾-8-烯型三萜（Lanosta-8-ene type triterpenes）、羊毛甾-7,9(11)-二烯型三萜[Lanosta-7,9(11)-diene type triterpenes]、3,4开环羊毛甾-7,9(11)-二烯型三萜[3,4-*seco*-Lanostan-7,9(11)-diene type triterpenes]。

(1) 第一类：羊毛甾-8-烯型三萜

No.	R	R¹	R²	R³
1	H	β-OAc	α-OH	$-C(=CH_2)CH(CH_3)_2$
2	H	β-OH	α-OH	$-C(=CH_2)CH(CH_3)_2$
3	H	β-OH	H	$-C(=CH_2)CH(CH_3)_2$
4	H	β-OH	H	$-CH=C(CH_3)_2$
5	H	β-OAc	α-OH	$-CH=C(CH_3)_2$
6	H	β-OH	α-OH	$-CH=C(CH_3)_2$
7	CH₃	β-OAc	α-OH	$-C(=CH_2)CH(CH_3)_2$
8	H	β-OAc	α-OAc	$-C(=CH_2)CH(CH_3)_2$
9	CH₃	β-OAc	α-OAc	$-C(=CH_2)CH(CH_3)_2$
10	H	β-OAc	α-OAc	$-CH(CH_2OH)CH(CH_3)_2$

3β-乙酰氧基-16α-羟基羊毛甾-8,24(31)-二烯-21-酸(茯苓酸)(**1**)

3β,16α-二羟基羊毛甾-8,24(31)-二烯-21-酸(土莫酸)(**2**)

3β-羟基羊毛甾-8,24(31)-二烯-21-酸(依布里酸)(**3**)

3β-羟基羊毛甾-8,24-二烯-21-酸 (**4**)

3β-乙酰氧基-16α-羟基羊毛甾-8,24-二烯-21-酸 (**5**)

3β,16α-二羟基羊毛甾-8,24-二烯-21-酸 (**6**)

3β-乙酰氧基-16α-羟基羊毛甾-8,24-二烯-21-酸甲酯 (茯苓酸甲酯)(**7**)

3β,16α-二乙酰氧基羊毛甾-8,24(31)-二烯-21-酸(16-氧乙酰茯苓酸)(**8**)

3β,16α-二乙酰氧基羊毛甾-8,24(31)-二烯-21-酸甲酯(16-氧乙酰茯苓酸甲酯)(**9**)

31-羟基-3β,16α-二乙酰氧基羊毛甾-8-烯-21-酸(31-羟基-16-氧乙酰茯苓酸)(**10**)

(2) 第二类：羊毛甾-7,9(11)-二烯型三萜

No.	R¹	R²	R³	R⁴
11	β-OAc	α-OH	—C(=CH$_2$)CH(CH$_3$)$_2$	H
12	β-OH	α-OH	—C(=CH$_2$)CH(CH$_3$)$_2$	H
13	α-OH	α-OH	—C(=CH$_2$)CH(CH$_3$)$_2$	H
14	α-OH	α-OH	—C(=CH$_2$)C(OH)(CH$_3$)$_2$	H
15	=O	α-OH	—C(=CH$_2$)CH(CH$_3$)$_2$	H
16	β-OH	H	—C(=CH$_2$)CH(CH$_3$)$_2$	H
17	β-OH	H	—CH=C(CH$_3$)$_2$	H
18	=O	α-OH	—C(=CH$_2$)CH(CH$_3$)$_2$	OH
19	β-OAc	α-OH	—CH=C(CH$_3$)$_2$	H
20	α-OAc	α-OH	—CH=C(CH$_3$)$_2$	H
21	=O	H	—C(=CH$_2$)CH(CH$_3$)$_2$	H
22	β-OH	α-OH	—CH=C(CH$_3$)$_2$	H
23	β-OAc	α-OH	—C(=CH$_2$)CH(CH$_3$)$_2$	α-OH
24	β-p-OHC$_6$H$_4$CO	α-OH	—C(=CH$_2$)CH(CH$_3$)$_2$	H
25	β-OH	α-OAc	—CH=C(CH$_3$)$_2$	H

3β-乙酰氧基-16α-羟基羊毛甾-7,9(11),24(31)-三烯-21-酸（去氢茯苓酸）（**11**）

3β,16α-二羟基羊毛甾-7,9(11),24(31)-三烯-21-酸（去氢土莫酸）（**12**）

3α,16α-二羟基羊毛甾-7,9(11),24(31)-三烯-21-酸（3-差向去氢土莫酸）（**13**）

3α,16α,25-三羟基羊毛甾-7,9(11),24(31)-三烯-21-酸（25-羟基-3-差向去氢土莫酸）（**14**）

3-酮基-16α-羟基羊毛甾-7,9(11),24(31)-三烯-21-酸（猪苓酸C）（**15**）

3β-羟基羊毛甾-7,9(11),24(31)-三烯-21-酸（去氢依布里酸）（**16**）

3β-羟基羊毛甾-7,9(11),24-三烯-21-酸（**17**）

3-酮基-6,16α-二羟基羊毛甾-7,9(11),24(31)-三烯-21-酸（**18**）

3β-乙酰氧基-16α-羟基羊毛甾-7,9(11),24-三烯-21-酸（**19**）

3α-乙酰氧基-16α-羟基羊毛甾-7,9(11),24(31)-三烯-21-酸（3-差向去氢茯苓酸）（**20**）

3-酮基羊毛甾-7,9(11),24(31)-三烯-21-酸（**21**）

3β,16α-二羟基羊毛甾-7,9(11),24-三烯-21-酸（**22**）

3β-乙酰氧基-6α,16α-二羟基羊毛甾-7,9(11),24(31)-三烯-21-酸

（6α-羟基去氢茯苓酸）（**23**）

3β-对羟基苯甲酰基-16α-羟基羊毛甾-7,9(11),24(31)-三烯-21-酸（3β-对羟基苯甲酰基去氢土莫酸）（**24**）

3β-羟基-16α-乙酰氧基羊毛甾-7,9(11),24-三烯-21-酸（**25**）

（3）第三类：3,4-开环羊毛甾-7,9(11)-二烯型三萜

No.	R^1	R^2	R^3	R^4
26	H	α-OH	—C(=CH$_2$)CH(CH$_3$)$_2$	H
27	H	α-OH	—C(=CH$_2$)CH(CH$_3$)$_2$	Me
28	H	α-OH	—CH=C(CH$_3$)$_2$	H
29	H	α-OH	—CH=C(CH$_3$)$_2$	Me
30	H	H	—C(=CH$_2$)CH(CH$_3$)$_2$	H
31	H	α-OH	—C(=CH$_2$)C(OH)(CH$_3$)$_2$	H
32	H	α-OH	—C(=CH$_2$)C(OH)(CH$_3$)$_2$	Me
33	H	α-OH	—CH=C(CH$_3$)CH$_2$OH	H
34	OH	α-OH	—C(=CH$_2$)CH(CH$_3$)$_2$	H

16α-羟基-3,4-开环羊毛甾-4(28),7,9(11),24(31)-四烯-3,21-二酸（**26**）

16α-羟基-3,4-开环羊毛甾-4(28),7,9(11),24(31)-四烯-3,21-二酸-3-甲酯（**27**）

16α-羟基-3,4-开环羊毛甾-4(28),7,9(11),24-四烯-3,21-二酸（**28**）

16α-羟基-3,4-开环羊毛甾-4(28),7,9(11),24(31)-四烯-3,21-二酸 3 甲酯（**29**）

3,4-开环羊毛甾-4(28),7,9(11),24(31)-四烯-3,21-二酸（**30**）

16α,25-二羟基-3,4-开环羊毛甾-4(28),7,9(11),24(31)-四烯-3,21-二酸（**31**）

16α,25-二羟基-3,4-开环羊毛甾-4(28),7,9(11),24(31)-四烯-3,

21-二酸-3-甲酯 (**32**)

16α,27-二羟基-3,4-开环羊毛甾-4(28),7,9(11),24-四烯-3,21-二酸 (**33**)

16α,29-二羟基-3,4-开环羊毛甾-4(28),7,9(11),24-四烯-3,21-二酸 (**34**)

2. 麦角甾醇

麦角甾醇又称麦角固醇，是甾类化合物之一。该化合物可用于生化研究，部分作用同维生素 D_2。在茯苓中已发现的麦角甾醇类化合物主要有麦角甾-7,22-二烯-3β,5α,6β-三醇、麦角甾-7-烯-3β-醇、麦角甾-7,22-二烯-3β-醇等。

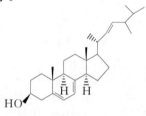

麦角甾醇 (**35**)

3. 茯苓多糖

茯苓多糖为茯苓的主要化学成分，占茯苓干重70%以上。国内学者已从发酵茯苓菌核中分离出6种多糖成分，其中3种水溶性多糖为由葡萄糖、半乳糖和甘露糖组成的杂多糖。有研究表明，茯苓菌核的主要成分是由高纯度的线型 (1→3)-β-D-葡聚糖连接而成的 PCS3-Ⅱ。从茯苓菌丝体中分离得到4种多糖成分，分别为 PCM1、PCM2、PCM3、PCM4。另外发现，茯苓中糖蛋白物质里的多糖含量丰富，多糖与蛋白质的比例约为78∶20。目前为止，从茯苓的菌核及液体培养菌丝中分离得到了29种多糖。

4. 其他成分

茯苓中还含有其他少量成分，包括有机酸类化合物（辛酸、十一酸、月桂酸、十二酸、棕榈酸）、各类无机元素（钙、镁、铁、钾、钠、锰、磷、硫、硅、铬、镉、铜、铅、氯）以及组氨酸、甲壳素、蛋白质、卵磷脂、左旋葡萄糖、腺嘌呤、胆碱、树胶、脂肪及酶等。

三、药材鉴别

1. 理化鉴别

① 取粉末 1g，加丙酮 10mL，水浴，边加热边振摇，10min 后，滤过，滤液蒸干，残渣加 1mL 冰醋酸溶解，再加硫酸 1 滴，显淡红色，后变淡褐色。（检查麦角甾醇）

② 取茯苓片或粉末少许，加碘化钾碘试液数滴，显深红色。（检查多糖）

③ 取茯苓粉末 0.1g 于试管中，加水 5mL，煮沸，加碘试液 3 滴，得黄色溶液，应不显蓝色或紫红色。（检查淀粉及糊精）

2. 性状鉴别

茯苓呈类球形、椭圆形或不规则的块状，大小不一；外皮薄而粗糙，棕褐色至黑褐色，有明显隆起的皱纹。体重，质坚实，不易破裂，断面不平，呈颗粒状，现棱角，有的具裂隙或中间抱有松根。断面外层淡棕色，内部白色。

3. 显微鉴别

① 用水装片，可见无色不规则颗粒状团块或末端钝圆的分枝状团块。

② 用 5％氢氧化钾液装片，团块溶化露出菌丝。菌丝细长，稍弯曲，有分枝，无色或带棕色（外层菌丝），直径 $3 \sim 8\mu m$，稀至 $16\mu m$，横壁偶可察见。

③ 粉末加 α-萘酚及浓硫酸，团块物即溶解，可显橙红色至深红色。

四、主要药用价值

现代药理学研究表明，茯苓具有抑制肿瘤、抗炎、调节免疫功能等多方面的药理作用，效果显著。

1. 调节免疫功能及抗肿瘤作用

茯苓中多种成分均具有调节免疫功能和抗肿瘤的作用。其中占茯苓干重很大比重的茯苓多糖及其羧甲基衍生物具有很强大的调节免疫功能。研究发现，茯苓多糖能提高荷瘤小鼠体内的肿瘤坏死因子（TNF）水平和明显提高自然杀伤（NK）细胞活性。茯苓多糖中 PCM-II 对人乳腺癌细胞系有一定的抑制作用。茯苓多糖经结构修饰后制得羧甲基茯苓多糖（CMP）后对荷瘤小鼠进行腹腔注射，发现 CMP 不仅可提高荷瘤小鼠淋巴细胞转化率和 NK 细胞杀伤活性，还可提高小鼠血清中 TNF-α 的含量，改善荷瘤小鼠的免疫功能，具有一定的抗肿瘤作用。通过观察小鼠淋巴细胞的增殖和巨噬细胞吞噬功能发现，CMP 能显著增强小鼠免疫功能。除此之外，CMP 口服液能明显提高免疫低下小鼠的胸腺、脾脏重量及溶血素抗体含量，增强巨噬细胞的吞噬功能和 NK 细胞活性，明显提高白细胞介素 2(IL-2) 至正常水平。从茯苓中分离得到的三萜类成分及其衍生物，对人慢性髓样门血病细胞（K_{562} 细胞）具有明显的抑制作用，可影响小鼠 T 淋巴细胞增殖。茯苓三萜对多种肿瘤具有抑制活性，尤对肺癌、卵巢癌、皮肤癌、中枢神经癌、直肠癌等作用明显。

2. 抗 HBV 和保肝作用

羧甲基茯苓多糖（CMP）注射液能显著提高慢性肝炎患者血清 IgA 水平，降低 IgC、IgM 含量，并可使 HBsAg 滴度下降。研究发现 CMP 对细胞的毒性及对 HBsAg 和 HBeAg 分泌的抑制效果优于抗病毒药物阿昔洛韦。CMP 注射液对四氯化碳引起的小鼠肝损害具有保护作用，并可使血清谷-丙转氨酶显著降低，还能使肝脏部分切除的大鼠的肝再生能力提高，再生肝重和体重之比增加。

3. 抗白血病作用

茯苓多糖及羧甲基茯苓多糖（CMP）具有抗白血病作用。茯苓多糖对肿瘤细胞中的自由基具有一定的清除作用，还可增加 ppGalNAc-T9 在 mRNA 水平的表达，降低放疗引起的副作用。CMP 与化疗药物环磷酰胺（CTX）合用，可使白血病小鼠的生存期延长 70.05%。同时，CMP 还可通过下调 Bcl-2 基因诱导癌细胞凋亡，表明 CMP 有良好的抗白血病作用。CMP、硒与化疗药物合用后具有协同抗癌效应，能显著抑制癌细胞增生，下调 Bcl-2 基因的表达，诱导癌细胞凋亡，减轻环磷酰胺的毒副作用，延长小鼠的生存期。

4. 抗衰老作用

将茯苓水提液与新生大鼠海马神经细胞原代细胞预孵育 24h，再将细胞与叠氮钠孵育培养，与未进行预孵育组比较后发现，茯苓组能明显抵抗叠氮钠引起的神经细胞线粒体还原 MTT 的能力和微管结构紊乱，维持细胞线粒体的功能及微管结构，减缓衰老，有防治神经退行性疾病如老年性痴呆、血管性痴呆及帕金森氏病等的作用。动物实验研究表明，每日茯苓多糖制剂灌胃给药的老龄大鼠血清中超氧化物歧化酶（T-SOD 和 Cu-SOD）的含量明显增加，茯苓多糖表现出一定的抗寒、抗疲劳及抗衰老作用。

5. 与抗癌药物合用，能增加疗效，降低毒副反应

采用茯苓多糖与多种抗癌药物合并使用对小鼠移植性肿瘤进行观察试验发现，茯苓多糖能显著增强环磷酰胺、M25、5-FU、平阳霉素、丝裂霉素、更生霉素对小鼠 S_{180} 的抑制作用和平阳霉素对食管癌 SGA-73 的抑制作用，提高环磷酰胺对白血病小鼠 L_{615}、L_{1210}，以及长春新碱对白血病 L_{615} 的生命延长率，与抗癌药合用有明显的增效作用。茯苓中羊毛甾烷三萜类化合物与抗癌药物合用，能促进小鼠巨噬细胞产生 CSF（集落刺激因子），提高由 γ 线照射所致白细胞减少症小鼠的外周血白细胞水平和血小板的数量，促进粒细胞增殖和造血细

胞再生，可提高放疗和化疗的疗效，降低毒副反应。

6. 改善大脑记忆功能

Morris 水迷宫实验和染铅实验研究表明，茯苓提取物各剂量组血铅和骨铅含量明显降低，与模型组比较有显著性差异（$P < 0.05$）。同时，茯苓提取物各剂量组能明显缩短小鼠到达平台的逃逸时间，且茯苓提取物高剂量组还可明显抑制小鼠大脑皮层和海马区 Fas 抗原的表达，能促进染铅小鼠体内铅排除，对改善大脑记忆功能有明显作用。

7. 抗炎作用

茯苓中的三萜类化合物具有明显的抗炎作用，可以抑制 TPA（12-氧-14-醇-13-乙酸）引起的鼠耳肿，对 TPA 诱发的炎症有抑制作用。

五、临床应用

茯苓应用十分广泛，临床上常将茯苓用于水肿尿少、痰饮眩悸、脾虚食少、便溏泻泄、心神不安、惊悸失眠等病症。中医理论认为，其功用有六："利窍而除湿，益气而和中，小便多而能止，大便结而能通，心惊悸而能保，津液少而能生。"一般单用或与其他中药配伍使用，且中医有"十药九茯苓"的说法，广泛应用于临床。

1. 常规用法

茯苓具有利水消肿、健脾宁心之功，一般使用饮片 10～15g，可与多种中药配伍，发挥其独有的疗效，如中医治疗各种水肿的基本方剂"五苓散"，即是茯苓与白术、猪苓、泽泻、桂枝配伍使用，功专力强。采用茯苓为君药，使用茯苓导水方治疗水肿具有良好的治疗效果。以茯苓为原料药所得成药"桂枝茯苓丸"是临床上常用于治疗妇科疾病的药物，可治疗由血瘀湿滞引起的各科疾病，如子宫内膜异位症、慢性盆腔炎、卵巢囊肿、子宫肌瘤、功能失调性子宫出血、风心病房颤伴血栓、男科慢性前列腺炎等。近年临床表明，茯苓对胃癌、乳腺癌、膀胱癌也均有一定疗效。

2. 大剂量应用

大剂量使用茯苓一般是指使用茯苓 30g 以上，使用后利水效果显著增强。在苓桂术甘汤中重用茯苓治疗多涎症，患者服用后诸症好转，唾液大减，疗效显著；重用茯苓治疗慢性肺心病心衰水肿，消肿利尿效果明显；采用复方茯苓汤治疗急性、亚急性和慢性湿疹，治愈率达到 75% 以上。

3. 饮片及服用

茯苓中化学成分主要以茯苓多糖和茯苓三萜类物质为主，难溶于水。市面上茯苓规格一般为茯苓骰或茯苓厚片，若采用传统水煎方法，不利于有效成分的溶出，因此在使用茯苓时将其打碎或使用颗粒，可以提高其药效。

六、已上市药物

目前市场上以茯苓为主成分的药物主要有桂枝茯苓丸（胶囊），茯苓美白淡斑中药油，葛花茯苓咀嚼片等。它们药效各不相同，特色明显。

1. 桂枝茯苓丸

桂枝茯苓丸主要成分为桂枝、茯苓、牡丹皮、赤芍、桃仁。本品为包糖衣或包炭衣浓缩水丸，除去糖衣或炭衣显黑褐色，味甜，微辛辣。有活血、化瘀、消癥的功效。用于妇人宿有癥块，或血瘀经闭，行经腹痛，产后恶露不尽。

2. 桂枝茯苓胶囊

本药物主要成分是茯苓、桂枝、桃仁、白芍、牡丹皮，具有活血、化瘀之功效，可用于治疗妇人淤血所致的经闭、痛经，女性乳腺囊性增生病，男性前列腺增生疾病。

3. 茯苓美白淡斑中药油

茯苓美白淡斑中药油由多味具有护肤、养肤、治肤功效的中药精粹调配而成，其中天然中药美白仙子茯苓能有效地淡化面部色斑，抑制络氨酸酶的活性，阻断黑色素的形成；白术驻颜祛斑；当归在补气养血方面功效显著，可助于保持血管畅通，能治疗因血瘀而致的黄褐斑等。此上市药物具有滋润肌肤、淡化不均匀肤色的作用，用于美容护肤，在抗击衰老、减缓老化方面亦可发挥一定作用。

4. 葛花茯苓咀嚼片

葛花茯苓片是留美博士李士用瑶族当地家家必备的解酒草药"还阳藤"配伍砂仁、茯苓、陈皮等多味中药研制而成的新型解酒咀嚼产品，酒前服用可增加酒量，酒后服用能缓解恶心、呕吐、消化不良、脘腹胀闷、心悸失眠、反胃等症状。

七、食用价值

茯苓是常用中药，也是一种具有补益作用的食品，其内含的营养成分及活性因子对人体健康十分有益，是延年益智抗衰老之佳品。如今，利用茯苓制作的各类保健食品越来越多，当地人民广为食用，简单介绍如下。

1. 茯苓薏米粥

做法：茯苓 15g，薏米 60g，共研成细粉，放入锅中，加水适量，煮熟即可食用。

功效：有清热、健脾功效。适于咳嗽痰多，胸膈痞满或风湿关节肿痛者食用。

2. 莲子茯苓糕

做法：其主要成分是茯苓、莲子、麦冬，共研为末，加入白糖、桂花适量拌匀，加水和面蒸糕食用。

功效：有宁心健脾之功。适宜心阴不足，脾气虚弱引起的干渴、心悸、怔忡、食少、神疲者食用。

3. 茯苓膏

做法：茯苓 500g，蜂蜜 1000g。将茯苓研成细末，加入蜂蜜拌合均匀，用文火熬成膏状，凉后装入瓷罐备用。每次温开水冲服 10g，1 日 2 次。

功效：能健脾渗湿，减肥防癌。适用于老年性浮肿和肥胖症。

4. 茯苓酒

做法：茯苓 60g，白酒 500g。将茯苓泡入酒中，7 天后即可饮用。

功效：能利湿强筋，宁心安神。适用于四肢肌肉麻痹，心悸失眠等。

5. 茯苓香菇饭

做法：茯苓 10g，香菇少许。将茯苓泡软，捣成粉状，和香菇、白米一道蒸成饭食用。

功效：有安神益智，补脾止泻作用。适宜心慌、眩晕、胃弱和神经衰弱者选用。

6. 茯苓芝麻粉

做法：主成分即茯苓、芝麻（黑芝麻为佳）。将茯苓研成细末，过筛去杂质，另将芝麻炒熟，冷后研成细粉。将二者混匀，储存于瓷缸内。每天早晚各取 20～30g，用白水冲服。

功效：有健脾益智，防老抗衰功效。常服有延迟衰老，预防老年痴呆、记忆衰退等作用。

7. 枸杞茯苓茶

做法：枸杞子 50g，茯苓 100g，红茶 100g。将枸杞子与茯苓共研为粗末，每次取 5～10g，加红茶 6g，用开水冲泡即可。每日 2 次，代茶饮用。

功效：能健脾益肾，利尿通淋。适用于慢性肾炎、少尿、尿痛、尿道炎等。

8. 茯苓糖

做法：用茯苓，削如枣大方块，放新瓮内，好酒浸之，纸封三重，百日乃开，其色如糖馅。

功效：可日服一块，服至百日，肌肤润泽，夜可视物，延年益寿，面若童颜。

9. 茯苓饼

做法：取茯苓粉、米粉各等份，加白糖和水调糊，煎成饼，每日 6g。

功效：可治疗心悸、失眠、食少、便稀。

10. 茯苓抄手

做法：取茯苓 30g，鸡肉 60g，加适量调味品做成馅，用面粉皮包抄手。

功效：可治疗老年体弱吞咽无力或反胃、呃逆。

11. 茯苓汤

做法：茯苓 12g，白术 16g，研为粗末，水煎去渣取汁，食前饮用。

功效：可治疗小便不利，脾虚水肿。

12. 茯苓包子

做法：茯苓 30g，面粉 1000g，鲜猪肉 200g 加葱作馅，按常规制作成包子。

功效：可治疗脾胃虚弱，小便不利，痰饮咳喘。

参 考 文 献

[1] 孙志国，刘成武，陈志等．道地药材九资河茯苓的国家地理标志产品保护 [J]．安徽农业科学，2009，37（32）：15857～15859．

[2] 仲兆金，刘浚．茯苓有效成分三萜的研究进展 [J]．中成药，2001，23（1）：58～62．

[3] 胡斌，杨益平，叶阳．茯苓化学成分研究 [J]．中草药，2006，37（5）：655～658．

［4］ 赵吉福，陈英杰，姚新生 . 茯苓的抗肿瘤研究［J］. 中国药物化学杂志，1993，3
（6）：62～64.

［5］ 陈宏，曾凡波，雷学峰 . 茯苓多糖的抗肿瘤作用及其机理的研究［J］. 中药药理与临
床 1995（2）：34～35.

［6］ 仲兆金，许先栋，周京华 . 茯苓三萜成分的结构及其衍生物的生物活性［J］. 中国药
物化学杂志，1998，8（4）：239～242.

第三章

射　干

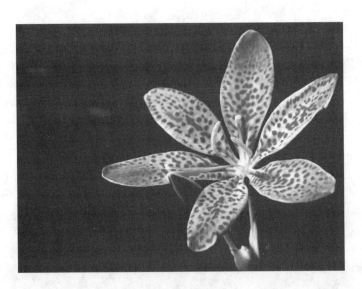

　　关于射干，民间流传着这样一个故事。从前，有个樵夫住在衡山脚下，以砍柴为生。樵夫是个远近闻名的大孝子，和双目失明的老母亲相依为命，生活过得很是艰难。

　　这年夏天，樵夫感冒了，咽喉疼痛，全身无力，已经好几天没有上山砍柴，家里也已经没有米下锅了。一天，他从邻居家里借来一碗米煮粥给母亲吃，而自己却不舍得吃一口，拖着虚弱的身体，挣扎着上山去砍柴。衡山山谷中有口清澈的山泉，泉边住着一位美丽善良的蝴蝶仙子。仙子天天都给泉边的花草浇水授粉，因此泉边的花草比其他地方的要漂亮茂盛很多。这天，樵夫砍柴来到泉边，由于身体虚弱，加之没有吃饭，便晕倒在泉边。等他醒来时，发现自己躺在万花丛中，旁边有很多像蝴蝶一样的花朵。由于饥饿难忍，樵夫就忍不住吃了一棵，虽然味道苦涩，但吃过后有股甜甜的感觉，嗓子还有种清凉感。没过多久，樵夫的嗓子好了很多，精神也比之前要好，于是他又吃了一棵，之后他的嗓子和感冒就完全好了。这时仙子来到他的身边，告诉他这种花叫做射干，能治疗咽喉疼痛。

樵夫感谢仙子治好了他的病，由于担心家中的老母亲，在道谢后便急着回去。仙子被他的孝心所动，便送给他很多种子，还告诉他怎样种植这些花草以及这些花草的功效。樵夫回去后按照仙子教授的方法种出了很多的草药，不仅免费施与乡亲们，还毫不保留地教会乡亲们怎么种植这些草药。从此，樵夫和乡亲们靠这些草药，过上了衣食无忧的生活。

一、简介

射干〔拉丁学名：*Belamcanda chinensis*（L.）Redouté〕，又名开喉箭、老君扇、乌扇、红蝴蝶花、铁扁担、翼吹、乌吹、乌蒲、鬼扇、扁竹、野萱花、草姜、黄远、山蒲扇、麻虎扇子、蝴蝶夜干、凤翼、尾蝶花、红花尾蝶花、剪刀草，属于鸢尾科射干属下的一个种，为多年生草本。《本草纲目》记述："射干，即今扁竹也。今人所种多为紫花者，呼为紫蝴蝶，其花三、四月开，六出，大如萱花，结房大如拇指，颇似泡桐子"。历代本草所指花色红黄的即为射干，而色紫碧者即为鸢尾。鸢尾在四川长期以来作射干药用。射干根状茎为不规则的块状，斜伸，黄色或黄褐色；须根多数，带黄色，茎直立，茎高1～1.5m，实心。始载于东汉《神农本草经》，列为下品。其味苦，性寒，归肺经。具有泻火解毒，逐瘀血，消痰积，除肿等功效。主治咽痛喉痹，咳嗽之逆，胸满痕，结核，妇女经闭。

1. 形态特征

射干叶互生，剑形，呈嵌迭状排列，长 20～60cm，宽 2～4cm。基部鞘状抱茎，顶端渐尖，无中脉；花序顶生，叉状分枝，每分枝的顶端聚生有数朵花，花梗细，长约 1.5cm；花梗及花序的分枝处均包有膜质的苞片，苞片披针形或卵圆形；花橙红色，散生紫褐色的斑点，直径 4～5cm。花被裂片 6，两轮排列，外轮花被裂片呈倒卵形或长椭圆形，长约 2.5cm，宽约 1cm，顶端钝圆或微凹，基部楔形，内轮较外轮花被裂片略短而狭；雄蕊 3，长 1.8～2cm，着生于外花被裂片的基部，花药条形，外向开裂，花丝近圆柱形，基部稍扁而宽；花柱上部稍扁，顶端 3 裂，裂片边缘略向外卷，有细而短的毛，子房下位，倒卵形，3 室，中轴胎座，胚珠多数。蒴果倒卵形或长椭圆形，黄绿色，长 2.5～3cm，直径 1.5～2.5cm，顶端无喙，常残存有凋萎的花被，成熟时室背开裂，果瓣外翻，中央有直立的果轴；种子圆球形，黑紫色，有光泽，直径约 5mm，着生在果轴上。花期 6～8 月，果期 7～9 月。

射干药材为不规则结节状块茎，偶有分枝，长约 3～10cm，直径约 1～2cm，表面灰褐色或褐色，皱缩，有斜向或扭曲的环状皱纹，排列甚密。下部及两侧散有多数细根及根痕，上部存有中部陷下的茎痕，似凹状，产地加工时经火燎过的，可见到烧焦的黑斑，质坚硬较易折断。断面黄色，近皮部有一淡黄色环，有微弱的香气，味苦。商品特征可概括为：疙瘩结节形，环纹密集带细根，断面鲜黄显颗粒，味苦微辛气微异。

2. 分布

射干喜温暖的环境，耐旱寒，对土壤要求不严，山坡旱地均能栽培，以肥沃疏松、地势较高、排水良好的沙质壤土为好，中性壤土或微碱性适宜，低洼地和盐碱地则不可栽培。射干常生于林缘或山坡草地，适合在海拔较低的地方生长，但在西南山区，海拔 2000～2200m

处也见生长。在我国射干分布范围较广，北至黑龙江、吉林、河北、山东、甘肃，中到湖北、河南、四川、贵州、湖南，南至福建、广东、广西等地均有分布。

3. 团风射干

团风射干主要分布于但店、杜皮、贾庙三乡镇，自 2011 年起被确认为国家地理标志保护产品。近年来，团风县在"团风射干"纳入国家地理保护产品目录的优势下，快速调整优化农业产业结构，通过典型示范、大户带动，建立起以但店、杜皮、贾庙 3 个乡镇为中心的连片种植基地，现团风射干种植面积已达到 10000 多亩。

二、主要化学成分

射干的化学成分以黄酮、异黄酮和其衍生物为主，其中又以射干苷、鸢尾苷、射干苷元、野鸢尾黄素等含量较高。除此之外，射干中还含有二环三萜类、甾体类、醌类等化合物。

1. 黄酮、异黄酮类化合物

No.	化合物名称	R¹	R²	R³	R⁴	R⁵	R⁶	R⁷
1	鸢尾苷	H	OMe	OGlc	H	H	OH	H
2	鸢尾黄素	H	OMe	OH	H	H	OH	H
3	野鸢尾黄素	H	OMe	OH	H	OH	OMe	OMe
4	射干苷	H	OMe	OGlc	H	H	OH	H
5	甲基尼鸢尾立黄素	H	OMe	OMe	H	H	OMe	OMe
6	二甲基鸢尾黄素	H	OMe	OMe	H	H	OMe	H
7	紫檀素	Me	OH	OMe	H	H	OH	H
8	鸢尾甲黄素 A	H	OMe	OH	H	OH	OMe	H
9	鸢尾甲黄素 B	H	OMe	OH	H	OMe	OH	H

续表

No.	化合物名称	R^1	R^2	R^3	R^4	R^5	R^6	R^7
10	染料木素	H	H	OH	H	H	OH	H
11	Irilin D	H	OMe	OH	H	OH	OH	H
12	异野鸢尾苷	H	H	OGlc	OMe	OH	OMe	OMe
13	3′,5,7-三羟基-4′,8-二甲氧基异黄酮	H	H	OH	OMe	OMe	H	H
14	3′,4′,5,7-四羟基-8-甲氧基异黄酮	H	H	OH	OMe	H	OH	H
15	3′,6,5,7-四羟基-4′-甲氧基异黄酮	H	OH	OH	H	OH	OMe	H

No.	化合物名称	R^1	R^2	R^3	R^4
16	次野鸢尾黄素	Me	OMe	Me	OMe
17	去甲基次野鸢尾黄素	H	OMe	Me	OMe
18	白射干素	H	OH	Me	OMe
19	德鸢尾素	H	H	H	H

No.	化合物名称	R
20	6″-O-p-羟基苯甲酰基鸢尾苷	
21	6″-香草酰鸢尾苷	
22	野鸢尾苷	H

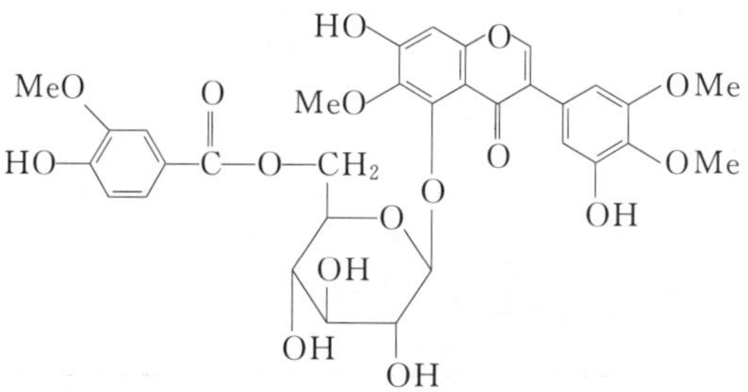

射干素甲 (**23**)

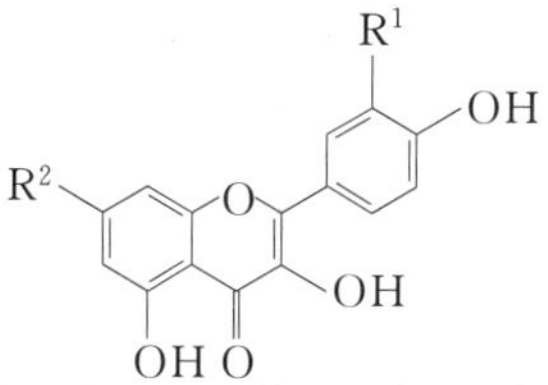

No.	化合物名称	R^1	R^2
24	鼠李素	OH	OMe
25	异鼠李素	OMe	OH

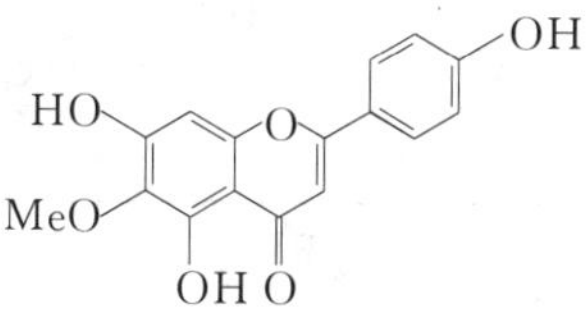

刚毛黄酮 (**26**)

2. 二环三萜类化合物

从新鲜射干根茎的正己烷提取物中分离得到 9 个二环三萜类化合物，其结构分别为：

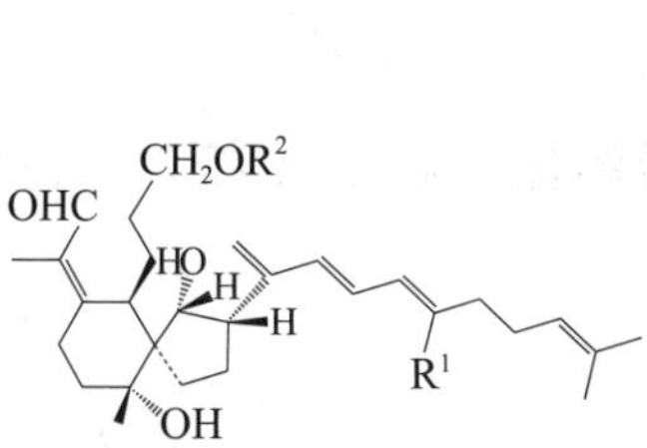

No.	R^1	R^2
27	Me	H
28	Me	acyl

No.	R¹	R²
29	H	H
30	Ac	H
31	H	acyl
32	Ac	acyl

No.	R¹	R²
33	Ac	H
34	H	H
35	Ac	acyl

3. 甾体类化合物

射干中分离得的甾体化合物主要有 3-豆甾烷醇、β-谷甾醇和 β-胡萝卜苷、维太菊苷等。

3-豆甾烷醇（**36**）

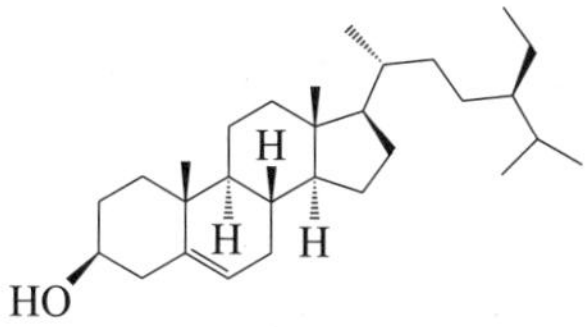

β-谷甾醇（**37**）

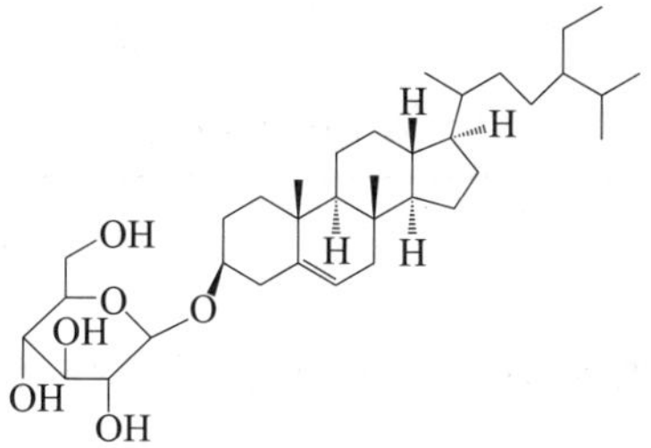

β-胡萝卜苷（**38**）

4. 酚类化合物

由射干种子中分离得到两个酚类化合物，分别命名为Belamcandol A、Belamcandol B。

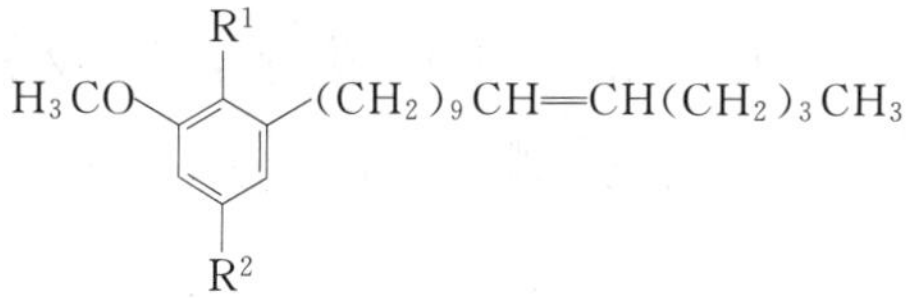

No.	化合物名称	R^1	R^2
39	Belamcandol A	OH	OCH_3
40	Belamcandol B	H	OH

5. 苯酮类化合物

射干种子中还含有 1,4-苯酮衍生 Ardisianone A 及其与 Belamcandol B 形成的二聚体 Belameandaquinone A 和 B。

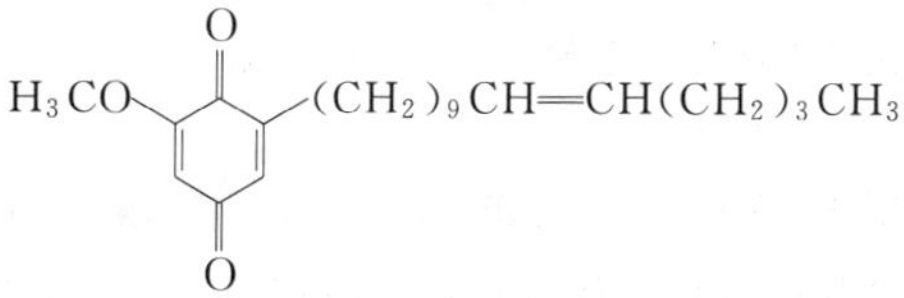

Ardisianone A（**41**）

No.	化合物名称		R^1	R^2	R^3
42	Belamcandaquinone	A	OH	$-(CH_2)_9CH=CH(CH_2)_3CH_3$	OCH_3
43	Belamcandaquinone	B	$-(CH_2)_9CH=CH(CH_2)_3CH_3$	OCH_3	OH

6. 挥发性成分

从射干根茎中提取得到黄色精油，共鉴定出七个化合物，分别是桉叶醇、十四醇甲酯、十四酸、5-庚基二氢呋喃酮、5,8-二乙基十二烷、十六烷酸、橙花醇乙酸酯。

7. 其他成分

射干中除了上述成分外，还含有其他一些化合物，如醌类衍生物（Belamcandones A～D）、二苯乙烯类化合物白藜芦醇、异丹叶大黄素、双异丹叶大黄素、茶叶花宁，以及镁、铁、钒、铬、锰、钴、镍、铜、锌、镉、硼、锗、锡、铋、锶、铅等微量元素。

三、药材鉴别

1. 射干及其混淆品的鉴别

① 植物来源

射干及其混淆品的植物来源及使用地区

药材名	原植物	别名	使用地区
射干	射干	扁竹、扁竹兰	全国大部分地区
川射干	鸢尾	大射干(贵州)、土射干(云南)、土知母(四川、贵州)	四川、云南、贵州、湖北
白射干	野鸢尾	土射干(陕西)、射干、鸢尾(内蒙古)	陕西、宁夏、内蒙古
扁竹根	蝴蝶花	土知母(四川、浙江)、扁竹根(湖北、湖南)	甘肃南部曾用作射干,现少量混入射干中

② 植物形态

正品射干植物形态：多年生草本，根茎长，匍匐；茎直立，丛生，高 50～150cm。叶剑形，二列，轮廓如蒲扇，长 30～80cm，宽 2～4cm，有多条直脉。花序顶生，二歧分枝，各小枝顶端生有几朵花的聚伞花序，各聚伞花序有 2 苞片，苞片卵形至卵状披针形，长约 1cm；各花先后开放，前花萎，后花开，一次只开一朵花，橘色而有红色斑点，直径 3～4cm，花萎后扭成螺蛳状留在子房之上。花被管短，花被裂片 6，雄蕊 3，子房 3 室，花柱 3 裂，内有多数胚珠。蒴果长约 2.5cm，种子黑色。

射干及其混淆品的植物形态对比

药材名	形态特点
射干	花被片橙黄色而具红色斑点；花柱的分枝不为花瓣状；花被片红紫色、紫色或淡蓝紫色；花柱的分枝扩展为花瓣状，沿外花被片的中线有一条鸡冠状突起
蝴蝶花	花梗等长乃至稍长于苞片；苞片长约 15mm；花序有许多长枝，各分枝具多花；叶背苍白色
鸢尾	几无花梗；苞片大型，长约 4cm；花序通常只有 1 个分枝，有 2～3 朵花；叶两面同为绿色
白射干	沿外花被的中线为 1 条绿色无须的隆起

③ 射干及其混淆品的性状、功能对比

正品射干及其混淆品的性状在未加工的药材中很容易区别，在《中药材真伪鉴别彩色图谱大全》等书籍中均有收载和实物照片，但加工成饮片后较难区分。目前认为射干与川射干、扁竹根的疗效完全不同，更应注意区分。

射干及其混淆品的性状、断面、性味、功能对比

品名	性状	折断面	性味	功能
射干	呈不规则结节状，上端有数个圆形凹陷茎痕，下面有残留的细根、根痕	质坚硬，黄色，微呈颗粒状	气微香，味稍苦	清热解毒，降气祛痰，散血消肿，治咽喉肿痛，咳嗽气急，痰涎壅塞，胸胁满闷

续表

品名	性状	折断面	性味	功能
川射干	呈扁圆锥形,有二叉分歧,一端膨大,形如青蛙后腿	质硬结实,淡棕色	味略辛而后有刺舌感	同上
扁竹根	呈不规则条状,略扁,有分枝,根茎头部带有多数干枯叶片包裹	质松脆,黄白色,角质样,多空隙	气微弱,味甘略苦	清热消食,开胸消胀,治食积饱胀,胃痛及气胀、水肿等
白射干	呈不规则结节状,有圆形茎痕	黄白色,中有小木心	味淡微苦	同上

2. 理化鉴别

取该品粉末 1g,加甲醇 10mL,超声处理 30min,过滤,滤液浓缩至 1.5mL,作为供试品溶液。另取射干对照药材 1g,同法制成对照药材溶液。照薄层色谱法实验,吸取上述两种溶液各 1μL,分别点于同一聚酰胺薄膜上,以氯仿-丁酮-甲醇(3:1:1)为展开剂,展开,取出,晾干,喷以三氯化铝试液,置紫外光灯(365nm)下检视。供试品色谱中,在与对照药材色谱相应的位置上,显相同颜色的荧光斑点。

3. 显微鉴别

该品横切面:表皮有时残存,木栓细胞多列,皮层稀有叶迹维管束,内皮层不明显,中柱维管束为周木型及外韧型,靠外侧排列较紧密。薄壁组织中有草酸钙柱晶,并含淀粉粒及油滴,粉末橙黄色。草酸钙柱晶较多,棱柱形,多已破碎,完整者长 49～240(315)μm,直径约至 49μm。淀粉粒单粒圆形或椭圆形,直径 2～17μm,脐点点状,复粒极少,由 2～5 分粒组成。薄壁细胞类圆形或椭圆形,壁稍厚或连株状增厚,有单纹孔。木栓细胞棕色,表面观多角形,壁薄,微波状弯曲，有的含棕色物。

四、主要药用价值

1. 抗炎、镇痛作用

射干提取物具有明显的抗炎及镇痛作用，无论是炎性早期，还是炎性晚期，射干提取物均具有明显效果。异黄酮类化合物是射干主要抗炎成分，化合物鸢尾黄素及鸢尾苷可以抑制 TPA 或胡萝卜素对 COX-2 的诱导作用和抑制 PGE 的产生。射干的抗炎机制可能是射干根茎中分离得到的野鸢尾黄素能够抑制脂多糖诱导的一氧化二氮和 PGE_2 的生成，并且呈一定的浓度依赖性，可成为抗炎的先导化合物之一。

2. 抗病毒及微生物作用

射干煎剂或浸剂，对常见的致病性皮肤真菌有抑制作用；射干水煎剂或注射液可抑制流感病毒在鸡胚中的生长；在组织培养中，射干对流感病毒、鼻病毒、腺病毒、柯萨奇病毒和疱疹病毒的致细胞病变作用也有抑制或延缓；对常见的致病性皮肤真菌也有较强的抑制作用。

3. 祛痰、平喘作用

射干提取物能明显增加小鼠气管段酚红排泌量，表明射干提取物具有祛痰作用。射干能调节前列腺素水平，主要是抑制 TXA_2 的合成和促进 PGI_2 的生成，从而发挥其解痉平喘的药理效应。

4. 抗肿瘤作用

射干的抗实体瘤机理可能源自其抗血管生成作用。鸢尾黄素可作用于前列腺细胞的胰岛素样生长因子类受体细胞，有治疗前列腺癌的可能。用射干等 10 味中药组成的处方治疗鼻咽癌，结果实验组患者的口咽放射症状及口咽黏膜反应程度明显轻于对照组。

5. 对消化系统的影响

射干具有一定的抗溃疡和利胆作用，射干乙醇提取物能抑制小鼠吲哚美辛加乙醇性胃溃疡的形成，对盐酸性及水浸应激性胃溃疡的形成仅有抑制趋向。射干能显著对抗番泻叶引起的大肠性腹泻和蓖麻油引起的小肠性腹泻，还能显著促进麻醉大鼠胆汁分泌的作用，且作用持久。

6. 对免疫功能的影响

射干对免疫抑制小鼠血清中 IgM 的含量有显著的提高作用，证明射干具有增强小鼠体液免疫的作用，实验表明，射干低剂量组能增强小鼠的免疫功能，而高、中剂量组则表现为抑制作用。

7. 消除自由基作用

射干中分离得到的鸢尾黄素和鸢尾苷表现出较强的增加四氯化碳诱导的小鼠的抗氧化物酶（如细胞溶质过氧化物歧化酶、过氧化氢酶和谷胱甘肽过氧化物酶）活性；射干甲醇提取物和天然产物单体具有清除自由基的作用，这说明抗自由基的作用可能是射干类药物防治疾病的机理之一。生物化学发光法对射干中部分异黄酮成分进行研究，发现其均具有较好的消除自由基作用，其中以鸢尾苷元作用活性最强，是一种很有开发前景的抗氧化剂。

8. 其他作用

射干还具有较强的抗血栓作用，能明显延长血栓的形成时间；射干苷及其苷元、鸢尾苷及其苷元被发现具有强的醛糖还原酶抑制作用，能预防和治疗糖尿病综合征；射干中的萜类化合物具有蛋白激酶c活化作用，并表现出剂量依赖性；射干中的鸢尾黄素和鸢尾苷对鸡胚胎血管生成显示强的抑制活性；以射干中鸢尾黄素为主要成分的颗粒剂可以抑制卵清蛋白诱导的大鼠被动皮肤过敏反应。

五、临床应用

1. 治疗呼吸系统疾病

射干自古以来作为咽喉疾患的常用药，在《历代名医良药注释》一书中所收录的治疗咽喉疾患方中有四分之一的方药中含有射干，并常为君药。现临床用于治疗呼吸系统疾患，如上呼吸道感染、急慢性咽炎、扁桃体炎、慢性鼻窦炎、支气管炎、哮喘、啼气肿、肺心病而见咽喉肿痛和痰盛咳喘者，并常见有较好的疗效。射干抗病毒注射液治疗急性上呼吸道感染临床效果显著，以射干等为主药的清咽退热汤治疗小儿急性化脓性扁桃体炎，疗效甚佳，可以明显缩短病程及提高治愈率。

2. 治疗耳带状疱疹

耳带状疱疹的病原体是一种滤过性病毒，由活化的水痘带状疱疹病毒引起。射干抗病毒注射液联合病毒唑治疗耳带状疱疹疗程短、见效快，未出现不良反应，无耐药性。药理学研究证明，绿原酸和咖啡酸是射干抗病毒注射液的有效成分，具有抗病毒、抗菌、止血等药理作用。

3. 治疗小儿手足口病

射干抗病毒注射液联合利巴韦林治疗小儿手足口病疗程短，退热迅速，是一种安全有效的治疗方法。

4. 治疗婴幼儿秋季腹泻

婴幼儿秋季腹泻主要病因是轮状病毒，目前尚无特效治疗。肌注射干抗病毒注射液治疗秋季婴幼儿腹泻与病毒唑静注加思密达口服疗效很好，药用效果强于单纯氨苄青霉素或庆大霉素口服用药。

5. 其他

临床上以射干为主药组方治疗高酶高疸急性乙肝、慢性胃炎、慢性外阴营养不良、乳糜尿、伤科创面感染、足癣、阳痿等其疾患，均表现出良好的效果。

六、已上市药物

1. 射干利咽口服液

射干利咽口服液具有降火解毒，利咽止痛的功效，是治疗儿童咳嗽，咽喉红痒痛，急性咽喉炎等病症的特效中药。

本方源于宋代《太平圣惠方》中的"射干散"。由通化东宝永健药业研制而成，主要成分包括：射干、桔梗、升麻、芒硝、川木通、百合、甘草（灸）等。

药理：射干味苦性寒，入肺胃二经，用于降火解毒、通二便，治咽喉肿痛、痰多咳喘之症，能降实火，利大肠；桔梗为清肺祛痰、去热消肿之药；升麻主解百毒，尤肺热咽痛口疮用之；三药均具有清热解毒、祛痰利咽通便之功，可视为君药。芒硝主治热积便秘、腹满胀痛、目赤、口疮等，能荡涤肠胃之实热；川木通，性通利与清降，有降火通便利尿之功；二药佐君，更发挥清热解毒之力，为臣药。百合润肺阴；甘草缓急止痛；以和其中，为佐使。

综上所述，本方不仅通便而不伤正，而且荡涤肺胃之实热，起到釜底抽薪之功效，标本同治。

2. 射干麻黄汤

射干麻黄汤主治痰饮郁结，气逆喘咳症，症见咳而上气，喉中有水鸡声，或胸膈满闷，或吐痰涎，苔白或腻，脉弦紧或沉紧。

主要成分：射干9g，麻黄12g，生姜12g，细辛9g，紫菀9g，款冬花9g，大枣7枚，半夏9g，五味子3g。

方歌：喉中咳逆水鸡声，三两干辛款菀行，夏味半升枣七粒，姜麻四两破坚城。

用法：上九味，以水一斗二升，先煮麻黄两沸，去上沫，内诸药，煮取三升，分温三服。

临床应用：本方可用于治疗哮喘、小儿支气管炎、支气管哮喘、肺炎、中老人急慢性支气管炎、肺气肿、肺心病、过敏性鼻炎、皮肤瘙痒症等，疗效佳。

3. 射干抗病毒注射液

主要成分：射干500g，金银花400g，佩兰300g，茵陈200g，柴胡150g，蒲公英250g，板蓝根400g，大青叶300g。

适应证：流行性出血热。

功能主治：抗病毒及抗菌消炎药，也可与其他药物配合使用治疗流行性出血热早期病症。

4. 射干合剂

射干合剂，是一种清热解毒、强力镇咳药的中药合剂，用于治疗咳嗽痰喘、消肿痛。很多医院治疗支气管炎时，常用这类药。本合剂多由大医院自行配制，非处方药。

处方组成：射干9g，炙麻黄4.5g，桃仁9g，黄芩9g，板蓝根15g，炙紫草9g，蔓菜12g，开金锁15g，冬瓜子9g，生甘草4.5g，水煎服。

功能主治：宣肺化痰，清热解毒。主治小儿肺炎。

参 考 文 献

[1] 王姣，刘学杰，仲英 . 射干的现代研究概况 [J] . 齐鲁药事，2007，126（3）：168～171.

[2] 郭志辉 . 射干的化学成分药理和临床研究进展 [J] . 天津药学，2009，21（4）：64～66.

[3] 刘建英，金丽 . 射干化学成分及药理活性研究进展 [J] . 药学服务与研究，2008，8（5）：358～361.

[4] 吉文亮，秦民坚，王峥涛 . 射干的化学成分研究 [J] . 中国药科大学学报，2001，32（3）：197～199.

[5] 钟鸣，关旭俊，黄炳生 . 中药射干现代研究进展 [J] . 中药材，2001，24（12）：904～907.

[6] 张杰，曾铖，常义生 . 射干化学成分研究 [J] . 安徽农业科学，2015，43（24）：57～59.

第四章

苍　术

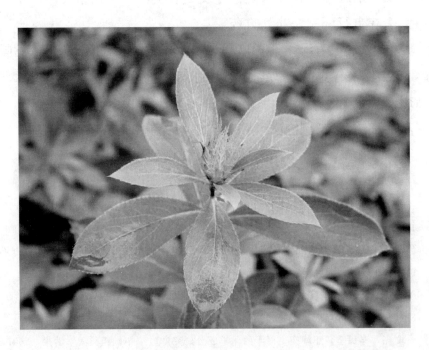

　　宋代医学家许叔微医道高明，被尊称为许学士。相传青年时代的许叔微非常勤奋，每天攻读至深夜才入睡。许学士有睡前饮酒的习惯，大概是取民谚"睡前一口酒，能活九十九"以用酒养生之意吧。几年后，他时时感到胃中辘辘作响，胁下疼痛，饮食减少，每过十天半月还会呕吐出一些又苦又酸的胃液来。每到夏天，他的左半身不会出汗，只有右半身出汗。这到底是种什么怪病？许叔微陷入深思并四处求治。谁知遍求名医却总不见效，他心中十分苦恼。于是，许学士摒弃了"医不自治"的信条，开始自己解救自己。他对自己的病情进行了认真的分析研究，认为自己的病主要是由"湿阻胃"引起的。于是，他按照自己"用药在精"的一贯学术思想，选用苍术一味为主药，用苍术粉1斤，大枣15枚，生麻油半两调合制成小丸，坚持每天服用50粒。以后又逐渐增加剂量，每日服用100～200粒。服药数月后，他的病症逐渐减轻，直至痊愈。

一、简介

苍术（拉丁学名：*Atractylodes lancea*），别名：赤术（陶弘景）、青术（张衮《水南翰记》）、仙术（《本草纲目》）、马蓟（《说文系传》）、霜树、南苍术、矛术、枪头菜等。《本草纲目》记载："苍术性温和，味辛苦，具有燥湿健脾的功能，可治疗寒湿吐泻、心腹胀痛、水肿胀满、脾虚带下、足膝痿软等病；也可用于驱蝇，将苍术干燥的根茎点燃，则清香盈室，使人神清气爽，而蝇蠓闻之即逃"。

1. 形态特征

苍术的主要品种有茅苍术（南苍术）、北苍术、关苍术等，其形态略有不同。

茅苍术（南苍术）：多年生草本，高30～70cm。根状茎粗肥，结书状，节上有细须根，外表棕褐色，有香气，断面有红棕色油点。茎直立，圆柱形而有纵棱，上部不分枝或稍有分枝。叶互生，基部叶有柄或无柄，常在花期前脱落，中部叶椭圆状被外形，长约4cm，宽1～1.5cm，完整或3～7羽状浅裂，边缘有刺状锯齿，上面深绿，下面稍带白粉状，上部叶逐渐变小，不裂，无炳。秋季开花，头状花序多单独顶生，基部具二层与花序等长的羽裂刺缘的苞状中，总苞片6～8层，有纤毛；两性花，花单性花多异株；花全为管状，白色；

两性花冠毛羽状分枝，较花冠稍短；雌花具5孜线状退化雄蕊。瘦果圆筒形，被黄白色毛。

北苍术：与茅苍术大致相同，其主要区别点为叶通常无柄，叶片较宽，卵形或窄卵形，一般羽状5深裂，茎上部叶3～5羽状浅裂或不裂；头状花序稍宽，总苞片多为5～6层，夏秋间开花。

关苍术：本种与上述两种主要区别是叶有长叶柄，上部叶3出，下部叶羽状3～5全裂，裂片长圆形，倒卵形或椭圆形，基部渐狭而下延，边缘有平伏或内弯的刚毛锯齿。花期8～9月，果期9～10月。

2. 分布

苍术是菊科植物，喜干燥环境，一般生长在林缘、浅坡及灌丛间。据《神农本草经》记载，苍术共有8种。其中北苍术主产于山西、内蒙古、天津、辽宁、吉林、黑龙江等地；京苍术集散于南京；汉苍术主分布于汉口者；东苍术分布于黑龙江、吉林、辽宁、内蒙古、河北；朝鲜苍术分布于辽宁地区；南苍术主产于江苏、浙江、安徽、湖北、河南、江西等省，其中以产于湖北黄冈罗田一带的苍术质量为最佳，遂南苍术也称为"罗苍"。

3. 罗田苍术

苍术是湖北省黄冈市罗田县著名的特产之一，素有"英桔罗苍"之说。根据《地理标志产品保护规定》，国家质检总局组织专家对罗田苍术（罗苍）地理标志保护产品申请进行审查，批准罗田苍术（罗苍）为地理标志保护产品，自2011年11月30日起实施保护。

与其他地区相比，罗苍具有以下特色：个大，质坚，香味浓郁，横断面有橙黄色或棕红色油点，俗称"珠砂点"（如下图），较之其他地区其药用性能尤显优势。罗田苍术多产于县北山区一带，大部分为野生，也有部分人工种植。值得一提的是，近些年在湖北省黄冈市罗田县胜利（滕家堡）山中发现少量的白皮苍术，其药用性能比一般苍术更好。

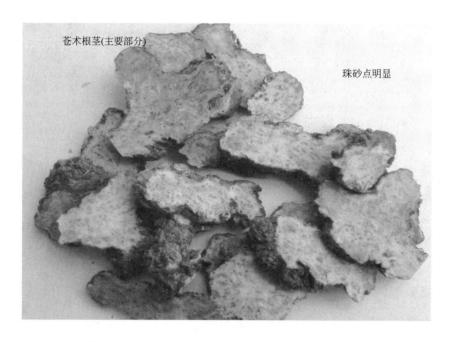

苍术根茎(主要部分)

珠砂点明显

二、主要化学成分

近年来对苍术化学成分的研究主要分为两大类：挥发性成分和非挥发性成分，其中针对挥发性成分的研究颇多。苍术主要含有挥发油，约占$5\%\sim9\%$，由一系列的倍半萜、聚乙烯炔类及少量的酚类、有机酸类成分组成。非挥发性成分主要有氨基酸、多炔类化合物、倍半萜、糖苷等水溶性成分以及少量糠醛。

1. 倍半萜类化合物

苍术中主要的倍半萜类成分有：茅苍术醇、β-桉叶油醇、苍术酮、苍术内酯（Ⅰ、Ⅱ、Ⅲ）、芹烷二烯酮、α-芹油烯、β-芹油烯、榄香油醇、β-榄香烯、γ-榄香烯、愈创醇、β-石竹烯、马兜铃酮等。

茅苍术醇（**1**） β-桉叶油醇（**2**）

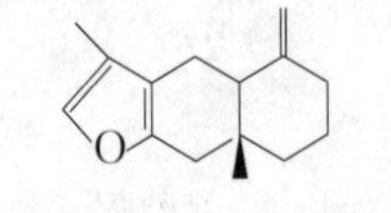

苍术酮（**3**）

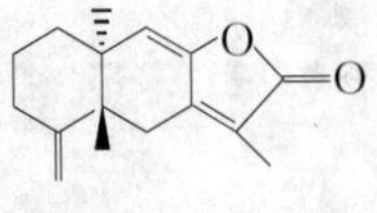

苍术内酯Ⅰ（**4**）

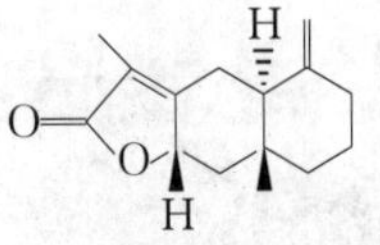

苍术内酯Ⅱ（**5**）

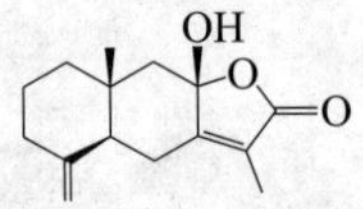

苍术内酯Ⅲ（**6**）

2. 聚乙烯炔类

现已从苍术中分离得到的聚乙烯炔类成分共有 20 种，其中以苍术素、苍术素醇含量最为丰富。

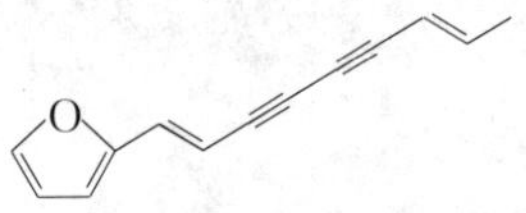

苍术素（**7**）

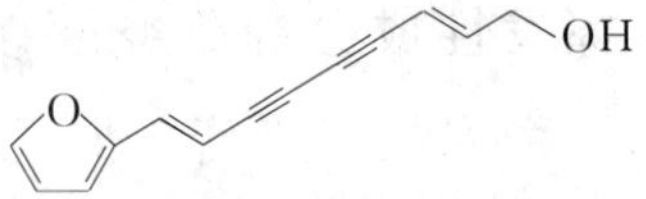

苍术素醇（**8**）

3. 糖苷类化合物

目前国内在这方面研究得较少，仅见有汉黄芩苷的报道，日本学者研究得较多，迄今为止，已经从苍术植物中分离并鉴定出的苷类化合物结构有近 40 个。

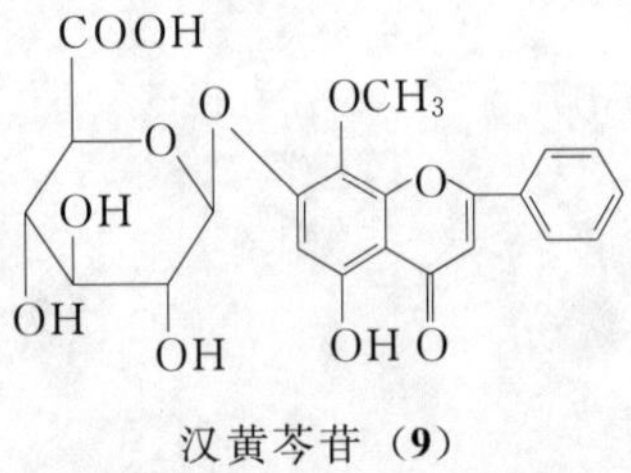

汉黄芩苷（**9**）

4. 其他成分

除上述成分外，苍术中还含有多糖、汉黄芪素、汉黄芪苷、β-谷甾醇、胡萝卜苷等成分。

No.	化合物名称	R
10	β-谷甾醇	H
11	7α-羟基-β-谷甾醇	OH
12	7-羰基-β-谷甾醇	=O

三、药材鉴别

1. 性状鉴别

名称	茅苍术	北苍术
性状	呈不规则连珠状或结节状圆柱形，略弯曲，偶有分枝，长 3～10cm，直径 1～2cm	呈疙瘩状或结节状圆柱形，长 4～9cm，直径 1～4cm
表面	表面灰棕色，有皱纹，横曲纹及残留须根，顶端具茎痕	表面黑棕色，除去外皮后呈黄棕色
质地	质地较为坚实	质地较为疏松
断面	断面黄白色或灰白色，散有多数橙黄色或棕红色油室（珠砂点），暴露稍久可析出白色细针状结晶，即起霜	断面散有黄棕色油室
气味	气香特异，味微苦	香气较淡，味辛，苦

2. 理化鉴别

① 取原生药物粉末 1g，加入乙醚 5mL，振摇浸出 15min 过滤。取滤液 2mL，放于蒸发皿内，待乙醚挥散后，加入含 5％对二甲氨基苯甲醛的 10％硫酸溶液 1mL，溶液显玫瑰红色，再于 100℃温度下

烘5min出现绿色，但茅苍术烘后绿色出现不明显。

② 薄层层析法。样品制备：取原生药物粉末50～100g，用挥发油提取器提取挥发油，吸取一定量该挥发油，用乙酸乙酯稀释成10%溶液，供点样用。展开剂：苯-乙酸乙酯-己烷（15：15：70）。显色剂：含5%对二甲氨基苯甲醛的10%硫酸溶液，喷后再于100℃烘5min。结果：喷显色剂后，苍术酮立显红色，烘后呈紫色。苍术素、茅术醇、桉叶油醇喷显色剂后不显色，烘后苍术素显绿色，茅术醇与桉叶油醇显棕色在同一位置。关苍术油在喷显色剂后，在相当于苍术素位置出现黄色斑点，并逐渐变蓝色。

3. 显微鉴别

① 茅苍术：木栓层10～40列木栓细胞，其间夹有断续切向排列的石细胞带1～2条不等，每一石细胞带约由2～3层类长方形石细胞集成。皮层薄壁组织宽广，散有大型油室，长径260～945μm，短径135～650μm。外韧型维管束环列，韧皮部窄小，形成层成环。木质部内侧的木纤维束与导管群相同间排列。髓部较大，散有油室。薄壁由于含有菊糖和细小的草酸钙针晶而显绿色荧光。

② 北苍术：木栓层中石细胞带2至多条，皮层有纤维束，由40～120个或更多纤维集成，少数纤维束位于韧皮部外方。皮层、韧皮部、射线和髓部均有油室散在，长径200～360μm，短径120～270μm。木质部纤维束较大和导管群相间排列，薄壁显亮蓝色荧光。

四、主要药用价值

苍术味辛、苦，性温，归脾、胃、肝经，具有燥湿健脾、祛风湿、明目的功效。

1. 对消化系统的作用

苍术中含有的β-桉叶油醇和苍术醇对豚鼠摘出回肠的K^+、Ca^+及氨甲酰胆碱收缩呈现明显的对抗作用，由此具有一定的健胃作用。关苍术的正丁醇萃取物对醋酸型、酒精型、幽门结扎型及消炎痛型胃溃疡均有明显的治愈作用，其作用机理可能是增加胃内 PGE_2 含量，促进 DNA、RNA 及蛋白质的合成和改善溃疡病灶血循环。苍术水煎剂用于脾虚泄泻动物，能增加动物体重，抑制小肠的推进运动，提高血清的锌铁含量，降低铜含量，还能对抗盐酸盐所致的大鼠胃炎及幽门结扎所致的大鼠溃疡形成，提高胃液 pH 值，抑制胃蛋白酶活力。

2. 对神经系统的作用

早期研究发现，少量苍术挥发油对蛙有镇静作用，同时使脊髓反射亢进，增大挥发油剂量则会呈现抑制作用，严重的话还会导致呼吸麻痹而死亡，其中苍术含有的 β-桉叶油醇和苍术醇是其镇痛作用的有效成分。β-桉叶醇能通过降低重复性刺激引起的乙酰胆碱再生释放对抗新斯的明诱导的神经肌肉障碍。β-桉叶醇还能增强琥珀酰胆碱诱导的神经肌肉麻醉阻断作用，通过阻断烟碱的乙酰胆碱受体通道而起作用，而且这种作用在糖尿病患者中更为明显。在研究 β-桉叶醇结构时发现，其亚环己基衍生物也拥有增强琥珀乙酰胆碱诱导的神经肌肉麻醉阻断作用。

3. 降血糖的作用

研究发现，苍术苷对小鼠、大鼠、兔和犬有降血糖作用，能同时降低肌糖原和肝糖原，抑制糖原生成，使氧耗量降低，同时使血乳酸含量增加。苍术苷降糖作用可能与其对体内巴斯德效应的抑制有关，它和腺嘌呤核苷酸在同一线粒体受点上起竞争性抑制作用，从而抑制细胞内氧化磷酸作用过程，干扰能量转移过程。有关研究证实从关苍术根茎的水提物中分出的苍术多糖，能明显降低正常大鼠以及利用四氧嘧啶诱导的高血糖大鼠的血糖水平。

4. 抗炎、抗肿瘤作用

苍术中提取分离出的微量成分苍术内酯Ⅱ（苍术烯内酯甲）具有

较好的抗炎及抗肿瘤作用，可以抑制肉芽组织生成。口服苍术烯内酯甲 300mg/kg 可抑制醋酸引起的小鼠血管通透性增加。另外，苍术乙酸乙酯提取物对二甲苯、巴豆油所致的小鼠耳壳肿胀，角叉菜胶所致的大鼠足肿胀，小鼠棉球肉芽肿及大鼠佐剂关节炎等急性、慢性及免疫性炎症模型都有明显抑制作用。

5. 利尿作用

苍术中含有的有效成分苍术酮拥有很强的 Na^+/K^+-ATP 酶抑制活性作用，抑制率高达 85%，Na^+/K^+-ATP 酶活性的抑制可阻止水和钠离子在肾脏的重吸收，降低输送所需的能量，从而产生利尿作用。

6. 抗心率失常作用

苍术根茎乙醇提取物中的正丁醇萃取物（CEBP）能够对抗大鼠的心肌缺血及缺血-再灌注所致的大鼠心律失常，而且能降低缺血后及缺血-再灌注后血浆 SOD 的活性以及缺血-再灌注后血浆 MDA 的浓度，缩小心肌梗死的范围，这些作用可能与对抗心肌缺血、缺氧以及对抗氧自由基的产生作用有关。苍术丁醇萃取物还能明显增加引起大鼠室性心律失常的乌头碱的用量，减少氧化钡所致的双相性室性心律失常的大鼠只数，推迟心律失常的出现时间，增加引起豚鼠室性心律失常的物质哇巴因的用量。

7. 抗缺氧作用

苍术的抗缺氧主要活性成分为 β-桉叶醇。苍术丙酮提取物 750mg/kg、1500mg/kg 对 KCN 造模的小鼠有明显延长存活时间、降低相对死亡率的效果，说明苍术有抗缺氧作用，通过进一步的研究表明该成分在 300mg/kg 灌胃时有明显作用。

8. 保肝作用

通过系列体外实验发现，苍术提取物 β-桉叶油醇、茅术醇、苍术酮对四氯化碳所致的小鼠肝细胞损害均有较为明显的预防作用。用苍术水煎剂 10g/kg 对小鼠进行灌胃，连续 7 天，能明显促进正常小鼠肝脏蛋白的合成。苍术酮对叔丁基过氧化物诱导的 DNA 损伤以及大鼠肝细胞毒性均表现出明显抑制的作用。

9. 抗菌、抗病毒作用

苍术对金黄色葡萄球菌、结核菌、大肠杆菌、枯叶杆菌和绿脓杆菌均有较为明显的抑制作用。通过对苍术的萃取物进行系统的多梯度的体外抑菌实验，发现苍术对 15 种真菌分别有着不同程度的抑制，尤其对红色毛癣菌和石膏样毛癣菌等 10 种浅部真菌均有明显的抑制作用。另外，关苍术对 HIV-1 的重组蛋白酶具有一定的抑制作用。

10. 烟熏抑菌消毒作用

用 95% 的酒精浸泡苍术 8～10h，取出苍术晒干并于室内点燃直至化为灰烬，结果显示，烟熏消毒后菌落数目明显降低。以苍术和艾叶制成的消毒香和烟熏剂对多种病毒（腮腺炎病毒、流感病毒和核型多角体病毒）、支原体（肺炎支原体和口腔支原体）、乙型链球菌和金黄色葡萄球菌以及黄曲霉菌等其他致病真菌都有显著灭菌和抑菌效果。细菌经苍术艾叶消毒香烟熏后发生变形且呈退行性变化，不含苍术艾叶的烟熏也有灭菌效果，但效果显著弱于此类消毒香和烟熏剂。

五、临床应用

《本草正义》："苍术，气味雄厚，较白术愈猛，能彻上彻下，燥湿而宣化痰饮，芳香辟秽，胜四时不正之气；故时疫之病多用之。最能驱除秽浊恶气，阴霾之域，久旷之屋，宜焚此物而后居人，亦此意也。凡湿困脾阳，倦怠嗜卧，肢体酸软，胸膈满闷，甚至膜胀而舌浊厚腻者，非茅术芳香猛烈，不能开泄，而痰饮弥漫，亦非此不化。夏秋之交，暑湿交蒸，湿温病寒热头胀如裹，或胸痞呕恶，皆须茅术、藿香、佩兰叶等香燥醒脾，其应如响。而脾家郁湿，或为膜胀，或为肿满，或为泻泄疟痢，或下流而足重跗肿，或积滞而二便不利，及湿热郁蒸，发为疮疡流注，或寒湿互结，发为阴疽酸痛，但有舌浊不渴见证，茅术一味，最为必需之品。是合内外各病，皆有大用者"。

1. 治疗外阴瘙痒

由苍术、白蒺藜、人参、当归、蛤粉、蛇床子、冰片等组成，按一定比例制成霜剂，使用前，先将外阴洗净，将药膏均匀涂抹在瘙痒处，每日1～4次，止痒后酌情减少用药次数。

2. 治疗急性痛风

临床上采用中药治疗急性痛风，用苍术、酒黄柏、生薏苡仁、川牛膝、防己、金刚藤、泽泻、忍冬藤、青风藤、海桐皮、川芎、红花、酒地龙、防风、独活、滑石、赤小豆、生甘草等，小煎服，每日1剂，服药期间戒酒，多饮水、少活动，治愈率可达94.1%。

3. 治疗夜盲症

《现代实用中药学》载，用苍术加味煎剂治疗夜盲症12例，均痊愈。

方法：苍术30g，石决明、夜明砂各15g，猪肝（分2次）100g。将前3味药入500mL水中煎成药液200mL，分早晚煮肝食用，一般2～6剂显效。

4. 治疗原发性高脂血症

降脂通脉汤可用作原发性高脂血症的临床治疗。

方法：制首乌、枸杞子、泽泻、荷叶、决明子、生黄芪各15g，苍术、白术各10g，陈皮6g，制大黄5g，甘草3g，便溏者去大黄。每日1剂，水煎分2次服。

5. 治膝关节骨关节病

祛痰湿法治疗膝关节骨关节病。

方法：红花10g，苍术、茯苓、半夏、当归各15g，白芥子、川芎、陈皮、丹参、牛膝、防己、白术各12g。偏肾阴虚者加熟地、山茱萸各12g；偏阳虚者加巴戟天12g，仙灵脾15g，偏气虚者加党参

15g，黄芪 20g；偏血虚者加枸杞子、白芍各 15g；湿热盛者加薏苡仁
15g，萆薢 12g；风寒盛者加威灵仙 15g，秦艽 12g；膝关节肿胀重者
加泽兰 15g；疼痛重者加白花蛇 9g。每日 1 剂，水煎，分 2 次服，每
次服 200mL。药渣用布包裹，趁热敷膝部。

6. 治感冒

苍术能强风湿解表发汗，在临床应用上常用苍术配合羌活、甘草
等，治疗外感风寒引起的头痛、身痛、恶寒无汗等症状。

7. 治胃痛

《刘录》云："苍术健胃安脾，胃为水搭之海，主受纳腐熟水谷，
宜通不宜滞。若饮食不节，或阳虚脾不运化，而致胃气郁滞失于和
降，则胃癌乃作。药用苍术配未香、半夏治疗胃痛等效果甚佳"。

六、中药方剂

苍术在中医治疗中应用广泛，先简单列举几种以苍术入药的
方剂。

1. 苍术白虎汤

用于消暑化湿。该方剂出自宋许叔微《普济本事方》："苍术五
钱、石膏三钱、知母一钱五分、甘草一钱、水二盏，煎一盏服"。

功能主治：清热祛湿。湿温病，身热胸痞，多汗，舌红苔白腻。
现用于风湿热、夏季热等。

2. 苍术复煎散

处方：红花 1 分，黄柏 3 分，柴胡 5 分，藁本 5 分，泽泻 5 分，
白术 5 分，升麻 5 分，羌活 1 钱，苍术 4 两。

功能主治：寒湿相合，脑右痛，恶寒。项筋脊骨强痛，肩背胛眼
痛，膝膑痛，无力，行步沉重。风湿热痛。

3. 平胃散

祛湿剂，具有燥湿运脾、行气和胃之功效。临床常用于治疗慢性

胃炎、消化道功能紊乱、胃及十二指肠溃疡等属湿滞脾胃者。

歌诀：平胃散用苍术朴，陈皮甘草四般施。除湿散满驱瘴岚，调胃诸方以此扩。又不换金正气散，即是此方加夏藿。

组成：苍术、厚朴、陈橘皮、甘草。

用法：上为散。每服 6g，水一中盏，加生姜二片，大枣二枚，同煎至六分，去渣滓，食前温服。现代用法：共为细末，每服 4～6g，姜枣煎汤送下；或作汤剂，水煎服，用量按原方比例酌减。

功能主治：湿滞脾胃症。脘腹胀满，不思饮食，口淡无味，恶心呕吐，嗳气吞酸，肢体沉重，怠惰嗜卧，常多自利，舌苔白腻而厚，脉缓。

4. 苍术散

来源：《世医得效方》卷九。

组成：苍术（米泔浸一日夜，盐炒）、黄柏（去粗皮，酒浸一日夜，炙焦）各 120g。

用法：上药锉散。每服 12g，用水 150mL，煎至 100mL，温服，日进三四服。

功能主治：湿热下注，下肢酸软无力，足膝红肿热痛，带下色黄而臭，阴部湿疮，小便短赤，舌苔黄腻者。

5. 苍术丸

来源：《景岳全书》卷五十一。

组成：云苓 120g、白芍药（炒黄）120g、炙甘草 30g、川椒（去目及闭口者，微炒出汗）、小茴香（炒）各 30g，厚朴（姜汁炒）90g、真茅山苍术（米泔浸一宿，切，炒）240g、破故纸（酒浸一日，晒干，稍香）120g。

用法：上药研末，糯米糊为丸，如梧桐子大。空腹时用清汤送下70～80 丸。

功能主治：寒湿困脾，泄泻久不愈者。

七、已上市药物

1. 四妙丸

主要成分：苍术、牛膝、黄柏（盐炒）、薏苡仁。

功能主治：清热利湿。用于湿热下注，足膝红肿，筋骨疼痛。

2. 清热祛湿颗粒

主要成分：党参、茵陈、岗梅根、黄芪、苍术、野菊花、陈皮。

辅料：蔗糖。

功能主治：清热解毒，祛湿热，益气生津。用于暑湿病邪引起的四肢疲倦，食欲不振，身热口干。

3. 腰痛宁胶囊

主要成分：马钱子粉（调制）、土鳖虫、麻黄、乳香、没药、川牛膝、全蝎、僵蚕、苍术、甘草。

功能主治：消肿止痛，疏散寒邪，温经通络。用于腰椎间盘突出症、腰椎增生症、坐骨神经痛、腰肌劳损、腰肌纤维炎、慢性风湿性关节炎。

4. 平胃丸

主要成分：苍术（炒）、厚朴（制）、陈皮、炙甘草。

功能主治：燥湿健脾，宽胸消胀。用于脾胃湿盛，不思饮食，脘腹胀满，恶心呕吐，吞酸嗳气。

5. 舒肝平胃丸

祛湿剂，具有舒肝和胃、化湿导滞之功效。主治肝胃不和，湿浊中阻所致的胸胁胀满，胃脘痞塞疼痛，嘈杂嗳气，呕吐酸水，大便不调。

主要成分：姜厚朴，陈皮，麸炒枳壳，法半夏，苍术，炙甘草，焦槟榔。

方中法半夏、陈皮疏肝理气，燥湿化痰，是君药。苍术苦温性早燥，燥湿健脾；姜厚朴苦温燥湿，行气除满；枳壳破气消积，化痰除痞；共为臣药。佐以槟榔行气消积。甘草调补中气，调和诸药，为使药。诸药合用，共奏舒肝和胃，化湿导滞之功。

八、食用价值

苍术是常用中药，也是一种具有补益作用的食品，其内含的营养成分及活性因子对人体健康十分有益，是延年益智抗衰老之佳品。如今，利用苍术制作的各类滋补食品越来越多，当地人民广为食用，简单介绍如下。

1. 苍术冬瓜祛湿汤

苍术能降血糖、降血脂减肥；泽泻利水渗湿，对于治疗高脂血症、糖尿病、脂肪肝、中风恢复期等均有明显疗效；冬瓜历来是减肥的妙品。此汤能减肥瘦身、清润养生。

2. 薏仁苓术羊肉煲

此煲把薏苡仁、茯苓、苍术、白萝卜、羊肉、羊脊骨全部放在一起，最突出的功效就是能够祛风、祛湿、散寒、健脾胃。

3. 猪肝豆腐包

苍术具有明目的功效，用苍术和猪肝一起煮，可以提升猪肝的明目作用，如果把猪肝换成羊肝，那么此道菜的食疗效果会更加出色。同时，猪肝和豆腐搭配起来，对肝脏也大有好处。"猪肝豆腐包"适合四季食用，特别适合那些长期熬夜，或是夜生活频繁的人。

4. 苍术烧羊肝

将羊肝、葱、姜、盐同入锅中，注入适量羊肉汤，煮至羊肝熟烂，投入苍术烧至入味，点入味精，出锅即成。羊肝软嫩，具有益血、补肝明目的功效。适用虚劳羸瘦、目暗昏花、雀盲、夜盲等病症。健康人食用健康少病，润肝健美。

5. 苍术苗

苍术苗为菊科植物。苍术的嫩茎叶采集后，入沸水锅内焯一下，清水浸泡，炒食。

参 考 文 献

[1] 欧阳臻，江涛涛，缪亚东，韩丽，杨凌. 苍术的化学成分、道地性和药理活性研究进展 [J]. 时珍国医国药，2006，17（10）：1936～1938.

[2] 项瑞. 苍术的化学成分和临床应用 [J]. 中国中医药咨讯，2011，3（14）：358.

[3] 陈炎明，陈静，俞桂新. 苍术化学成分和药理活性研究进展 [J]. 上海中医药大学学报，2006，20（4）：95～98.

[4] 王喜习，刘建利，刘竹兰. 苍术属植物化学成分研究进展 [J]. 中成药，2008，30（7）：1039～1043.

[5] 刘晓冬，阎雪，卫永. 苍术挥发油成分的分析 [J]. 分析测试学报，1998，17（3）：56.

第五章

金银花

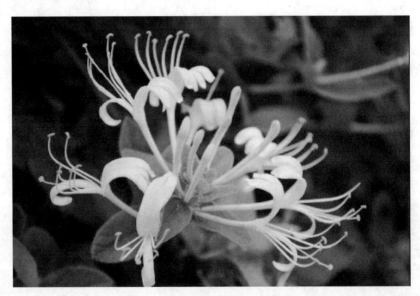

  古时候，在某一个村庄里，有一对善良的夫妻，生了一对可爱的女儿，分别取名为金花和银花。她俩清秀可爱，聪明伶俐，父母百般疼爱。两姐妹感情甚好，转眼都到十八岁了，求亲的人络绎不绝，可姐妹俩谁也不愿意出嫁，生怕从此分离，不能相伴。她俩私下发誓："生愿同床，死愿同葬！"。但好景不长，忽然有一天，金花得了病，这病来势又汹又急，让人猝不及防，浑身发热，起红斑，金花从此卧床不起。请医生来给她看病，医生摇头叹息地说："哎，这是热毒症啊，目前无药可医……"银花听说姐姐的病无法医治，没日没夜地守着姐姐，哭得死去活来。

金花对银花说："你离我远一点吧，这病容易传染人。"

银花说："我恨不得替姐姐受苦，怎么会怕被传染呢？"

金花说："反正我活不成了，妹妹还得活呀？"

银花说："姐姐怎么忘啦，咱们有誓在先：'生同床，死同葬'。姐姐如有个不测，我绝不一个人活着！不管怎么样，我死都要跟姐姐在一起。"

没过几天，金花的病更加严重，银花也被传染了。两姐妹对爹妈说："我们死后，要变成专门治疗热毒症的药草。不能让得这种病的人再像我们一样无药可医只能等死。"

姐妹俩死后被葬在一起。翌年春天，万物复苏，百草发芽。可是这座坟上却什么草也不长，单单生出一棵绿叶的小藤。三年过去了，这小藤长得十分茂盛。每年夏天，小藤开花，花色起初为白色，后来转变为黄色，黄白相间，十分清丽。人们都很诧异，认为黄色的就是金花，白色的是银花。想起两姐妹临终前的话，于是采此花来入药，用来治热毒症，果然见效。

一、简介

金银花（拉丁学名：*Lonicera japonica*），别名忍冬、双花、二宝花。明代著名医药学家李时珍，籍贯黄冈蕲春，在《本草纲目》中记载："忍冬茎叶及花功用皆同。昔人称其治风、除胀、解痢为要药……，后世称其消肿、散毒、治疮为要药。"详细论述了金银花具有久服轻身、延年益寿的功效。20世纪80年代，国家卫生部对金银花先后进行了化学分析，结果表明：金银花中含有多种人体必需的微量元素和化学成分，同时含有多种对人体有利的活性酶物质，具有抗衰老、防癌变、轻身健体的良好功效。

1. 形态特征

金银花是一种木质藤本植物，花期为 5～7 月，气清香，味淡、微苦，蒂带红色，花初开为白色，经过 1～2 日则变为黄色，由于色泽的变化因此得名金银花。又因为一蒂二花，两条花蕊向外伸展，成双成对，形影不离，犹如雄雌相伴，又似鸳鸯对舞，人亦称之"鸳鸯藤"。

2. 分布

金银花多野生于较湿润的地带，如山谷、河溪两岸、湿润的山坡灌丛、疏林中。在我国各省均有分布，朝鲜和日本等地也有分布，在北美洲逸生成为难除的杂草。我国金银花的种植区域主要集中在湖北、山东、陕西、河南、河北、江西、广东等地。

3. 罗田金银花

国家标准委 2011 年下达了第七批中国农业标准化示范项目通知，湖北省有 16 个项目被批准为国家级示范区，罗田金银花就位列其中。罗田县位于大别山南麓，具有典型的山地气候特征，气候温和，雨量充沛，拥有丰富的野生金银花资源。根据《地理标志产品保护规定》，国家质检总局组织专家对罗田金银花地理标志产品的保护申请进行了审查。经审查合格，批准罗田金银花为黄冈地理标志保护产品。保护范围：湖北省黄冈市罗田县胜利镇、河铺镇、九资河镇、三里畈镇、凤山镇、大河岸镇、骆驼坳镇、白庙河乡、大崎乡、平湖乡、匡河乡、白莲河乡共 12 个乡镇，及天堂寨、薄刀锋、青苔关、黄狮寨 4 个国营林场所辖行政区域。目前罗田县金银花种植面积已达 2.1 万亩，位列全省第一。黄冈罗田金银花与其他品种相比，颜色略深，花萼短小，萼筒≥2mm，无毛，华冠唇形，花蕾长 3～5cm，香气浓郁。

二、主要化学成分

1. 有机酸类

金银花中含有多种有机酸，如绿原酸、咖啡酸、肉豆蔻酸（十四烷酸）及棕榈酸（又称软脂酸，十六烷酸）等，其中绿原酸类化合物是金银花的重要有效成分，包括绿原酸和异绿原酸。国内外对金银花的研究主要集中于绿原酸。绿原酸具有抗氧化、抗菌、抗病毒、抗肿瘤、抑制突变、保肝利胆、降血压血脂、清除自由基和兴奋中枢神经系统等多种功效，不仅作为重要的药效成分广泛应用于医药领域，而且也是一种新型高效的酚型天然抗氧化剂，可应用于食品、日用化工等行业。因此，从金银花中提取绿原酸可大大提高其经济价值。异绿原酸为一种混合物，已发现其存在 7 种异构体，包括 3,5-二咖啡酰奎宁酸（异绿原酸 A）、3,4-二咖啡酰奎宁酸（异绿原酸 B）、4,5-二咖啡酰奎宁酸（异绿原酸 C）、1,4-二咖啡酰奎宁酸、3-阿魏酰奎宁酸、4-阿魏酰奎宁酸、5-阿魏酰奎宁酸等。

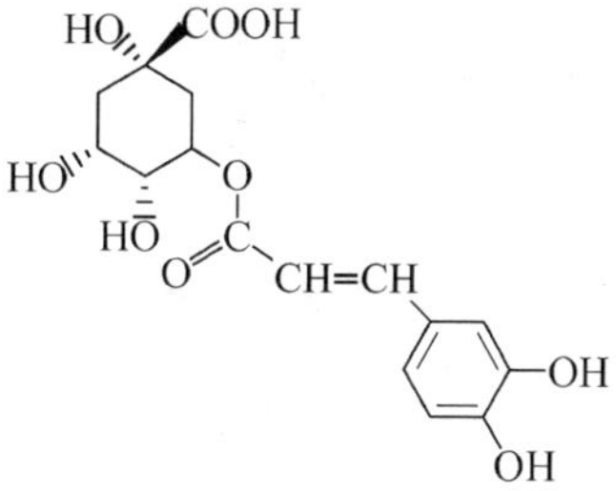

绿原酸（**1**）

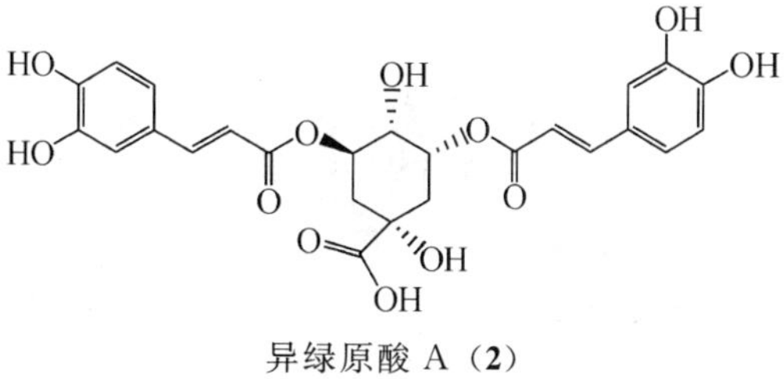

异绿原酸 A（**2**）

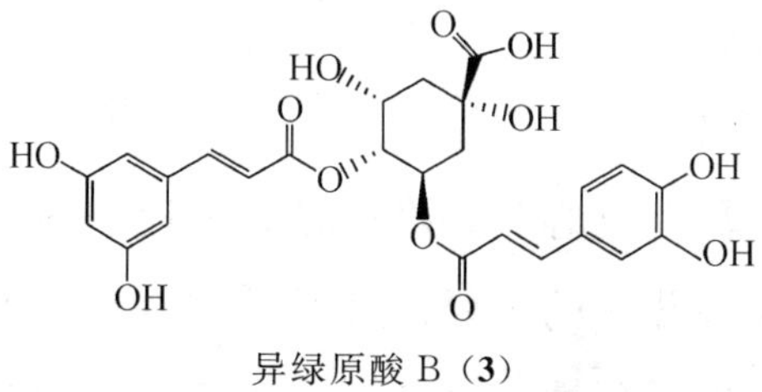

异绿原酸 B（**3**）

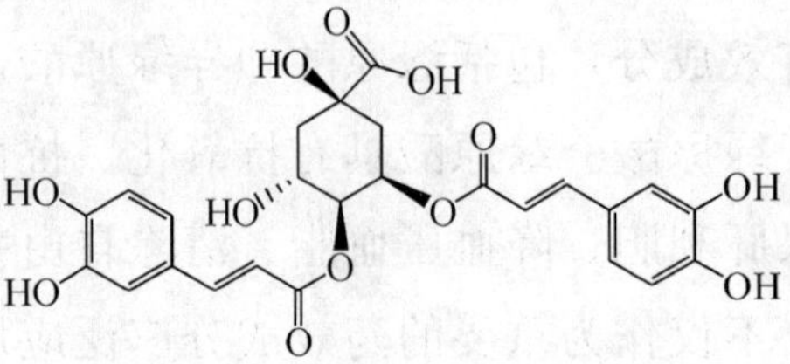

异绿原酸C（**4**）

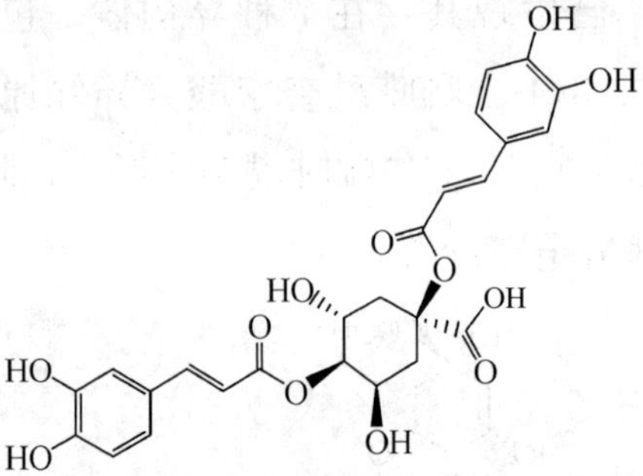

1，4-二咖啡酰奎宁酸（**5**）

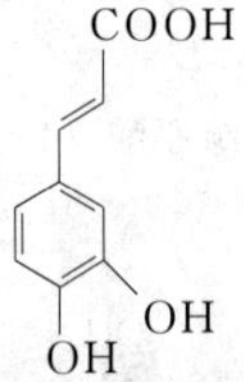

咖啡酸（**6**）

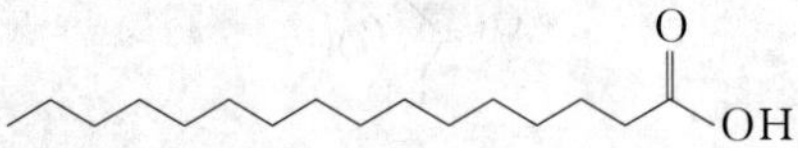

棕榈酸（**7**）

2. 黄酮类化合物

　　黄酮类化合物具有抗心律、降血糖、血脂、抗衰老、增加机体免疫力等功能，是金银花中的主要活性成分之一。金银花中的黄酮类化合物主要有芦丁、木犀草素、忍冬苷、槲皮素、金丝桃苷等。

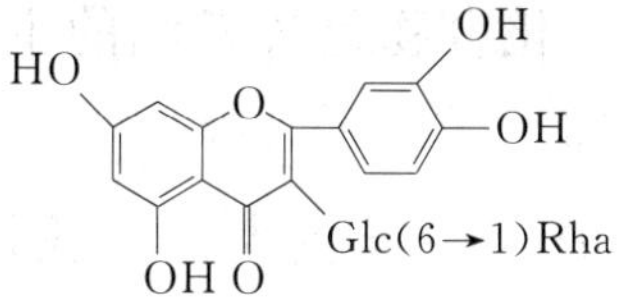

芦丁（**8**）

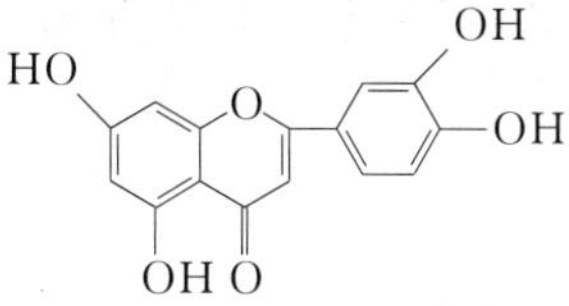

木犀草素（**9**）

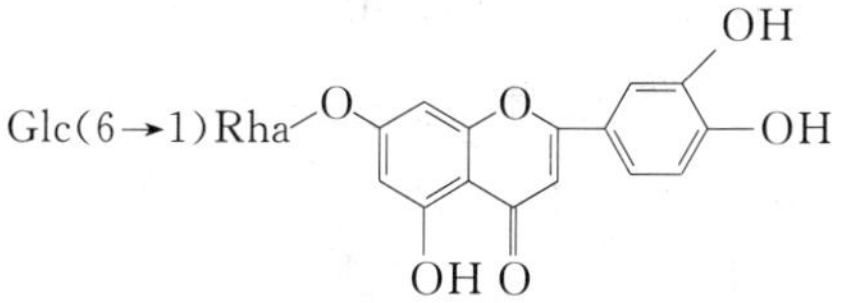

忍冬苷（**10**）

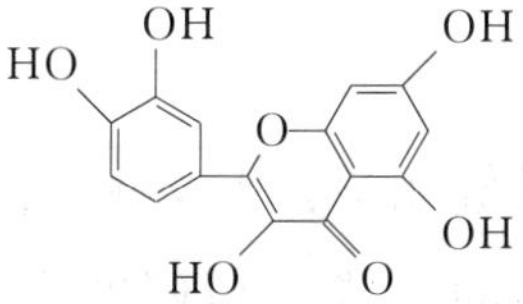

槲皮素（**11**）

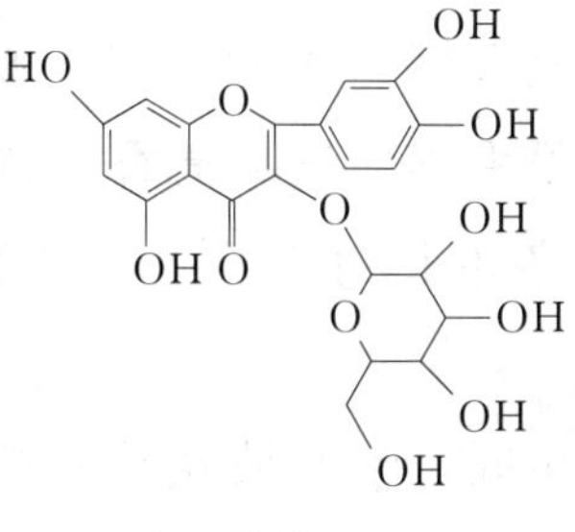

金丝桃苷（**12**）

3. 挥发油成分

挥发油又名精油，是金银花的有效成分之一，大多数挥发油为无色或淡黄色油状透明液体，具有浓烈的芳香气味，故金银花芳香宜人。金银花含有多种挥发性成分，目前从金银花挥发油中分离鉴别的化学成分达 70 多种。主要有棕榈酸、亚油酸、亚麻酸、肉豆蔻酸、芳樟醇、双花醇等，萜类化合物是挥发油的主要有效成分，其主要结构类型有单萜、倍半萜等。

金银花干花、鲜花成分差异较大：干花挥发油主要成分是棕榈酸，占挥发油含量的 26％以上，其他成分包括芳香醇、醛、酮、烷、烯等有机化合物；鲜花挥发油则以芳香醇为主，含量占挥发油的 45.5％以上。

4. 其他成分

除此之外，金银花中还含有部分三萜类化合物（如灰毡毛忍冬皂苷甲、灰毡毛忍冬皂苷乙、川续断皂苷乙等）、环烯醚萜类化合物、肌醇、β-谷甾醇以及多种微量元素（Fe、Mn、Ca、Zn、Ti、Sr、Mo、Ba、Cr、Pb、V、Co、Li、Ca 等）。

三、药材鉴别

1. 优劣区别

金银花药用价值和保健用途广泛，社会需求量大。金银花的成色不同，药用效果自然也不同。成色越好的金银花药效越好，价值当然也更高，按照国家标准金银花可分为四等。

一等：货干，花蕾呈棒状，上粗下细，略弯曲，表面呈绿白色，花冠厚且稍硬，握之有顶手感。气味清香，味道甘甜、略带苦涩。开放花朵、破裂花蕾及黄条不超过 5％。无黑条、黑头、枝叶、杂质、虫蛀和霉变。

二等：与一等基本相同，唯开放花朵不超过 5％，破裂花蕾及黄条不超过 10％。

三等：货干，花蕾呈棒状，上粗下细，略弯曲，表面绿白色或黄白色，花冠厚质硬，握之有顶手感。气清香，味甘微苦。开放花朵、黑头不超过 30％。无枝叶、杂质、虫蛀、霉变。

四等：货干，花蕾或开放花朵兼有，色泽不分。枝叶不超过 3％，无杂质、虫蛀、霉变。

2. 性状鉴别

① 金银花：呈棒状，上粗下细，略弯曲，长 2～3cm，上部直径约 3.0mm，下部直径约 1.5mm。表面黄白色或绿白色，密被短柔毛。偶见叶状苞片。花萼绿色，先端 5 裂，裂片有毛，长约 2.0mm。开放者花冠筒状，先端二唇形；雄蕊 5 个，附于筒壁，黄色；雌蕊 1 个，子房无毛。气清香、味淡、微苦。

② 红腺忍冬：长 2.5～4.5cm，直径 0.8～2mm。表面黄白至黄棕色，无毛或疏被毛。萼筒无毛，先端 5 裂，裂片长三角形，被毛。开放者花冠下唇反转。花柱无毛。

③ 山银花：长 1.6～3.5cm，直径 0.5～2mm。萼筒和花冠密被灰白色毛，子房有毛。

④ 毛花柱忍冬：长 2.5～4cm，直径 1～2.5mm。表面淡黄色微带紫色，无毛。花萼裂片短三角形。开放者花冠上唇常不整齐，花柱下部多密被长柔毛。

3. 理化鉴别

取金银花粉末 0.2g，加甲醇 5mL，放置 12h，过滤，滤液作为实验溶液。另取绿原酸对照品，加甲醇制成每 1mL 含 1mg 的溶液，作为对照溶液。照薄层色谱法实验，吸取实验溶液 10～20μL，对照溶液 10μL，分别点于同一以羧甲基纤维素钠为黏合剂的硅胶 H 薄层板上，以醋酸丁酯-甲酸-水（7.0∶2.5∶2.5）的上层溶液为展开剂，展开，取出，晾干，置紫外光灯（365nm）下检视。实验溶液色谱中，在与对照溶液色谱相应的位置上，显相同颜色的荧光斑点。

4. 显微鉴别

腺毛有两种：一种为头部呈橄榄球状，直径为 52～130μm，由 10～30 个细胞组成，腺柄长 80～700μm，由 2～6 个细胞组成，直径 15～108μm；另一种头部呈倒三角形，直径为 30～64μm，由 6～10 个细胞组成，腺柄长 24～64μm，由 2～4 个细胞组成，直径 13～

$32\mu m$。后壁单细胞非腺毛长 $45\sim900\mu m$，直径为 $14\sim37\mu m$，壁厚 $5\sim10\mu m$，表面有微细疣状突起，多数具有明显螺纹，有的螺纹紧密，草酸钙簇晶直径 $6\sim45\mu m$。

四、主要药用价值

金银花自古以来就以它的药用价值广泛而著名。性寒，味苦，有清热解毒功效。主治风热感冒、咽喉肿痛、腮腺炎、急慢性炎症、胆道感染、菌痢、肠炎等。金银花及其他同属植物药理作用研究表明，其具有抑菌、抗病毒，解热、抗炎、保肝、止血、抗氧化、免疫调节、抗过敏等作用。

1. 抑菌、抗病毒作用

金银花抑菌有效成分一般认为是绿原酸类化合物。口腔病原性微生物体外抑菌实验显示，金银花水提液对引起龋病的变形链球菌、放射粘杆菌及引起牙周病的产黑色素类杆菌、牙龈炎杆菌及半放线嗜血菌均有明显的抑菌作用。用金银花提取液对不同浓度的血清型变形链球菌进行实验，结果显示最低抑菌浓度在 $25mg/mL$ 以下的占 95.8%。金银花提取液对白色葡萄球菌、金黄色葡萄球菌、甲型链球菌、乙型链菌均有明显的抑菌作用，尤其对金黄色葡萄球菌抑菌效果更为明显，同时对链球菌、大肠杆菌、痢疾杆菌等多种致病菌均有抑制作用，对革兰阳性菌尤为显著。

金银花中的活性成分绿原酸也具有一定的抗病毒作用。病毒敏感性实验表明，金银花醇提取液、水超声提取液、水提取液均能增强体外细胞抗腺病毒感染的能力，其中醇提取液抗病毒感染能力最强。这对今后金银花有效成分的研究具有重要的指导意义，有利于金银花的进一步开发和利用。

2. 解热、抗炎作用

金银花具有清热解毒的功效，临床治疗感染性急病，这主要是通过调节机体免疫功能而实现的。以金银花为主要成分的抗菌消炎片对蛋清引起的大鼠足跖肿胀有明显抑制作用。另外，金银花的解热、抗炎、免疫等实验研究结果也表明，其水煮液、口服液和注射液对角叉胶、三联菌苗致热有不同程度的退热作用，对蛋清、交叉菜胶、二甲苯所致的水肿有不同程度的抑制作用。

3. 保肝作用

动物实验表明，金银花中的三萜皂苷对 CCl_4 引起的小鼠肝损伤有明显的保护作用，并能明显减轻肝脏病理损伤程度，使肝脏点状坏死数及坏死改变出现率明显降低。

4. 止血作用

金银花炭水煎液、混悬液具有明显的止血作用，且混悬液的作用强于水煎液。金银花炭中鞣质的含量仅为生品的 1/2，但其止血作用明显优于生品，由此可见鞣质并非金银花炭止血作用的唯一物质基础。

5. 降血脂作用

金银花提取物可降低高脂血症模型动物的血清和肝组织 TG（甘油三酯）水平，但对血清 TC（胆固醇）、LDL2C（低密度脂蛋白）、HDL2C（高密度脂蛋白）和肝组织 TC 无明显作用。研究结果表明，金银花提取物对实验性高血糖有降低作用，其机理可能与抑制肠道 α-葡萄糖苷酶活性或拮抗自由基保护胰腺 B 细胞有关。

6. 对免疫系统的作用

金银花具有促进白细胞的吞噬、炎性细胞吞噬、降低豚鼠 T 细胞 α-醋酸萘酯酶（ANAE）百分率、降低中性粒细胞（PMN）体外分泌、恢复巨噬细胞、调理淋巴细胞等功能，且能显著增强 IL-2 的产生。

7. 中枢兴奋等作用

金银花中所含绿原酸可以引起大鼠、小鼠中枢神经兴奋。口服大剂量绿原酸能增加胃肠蠕动，促进胃液及胆汁分泌。此外，绿原酸还能轻微增加肾上腺素及去甲肾上腺素对猫和大鼠的升压作用。

五、临床应用

金银花药载于《名医别录》，宋、元以后多用于临床，主治外科疮疡诸症，至清代随温病学派的发展，金银花广为应用，多种重要温病方剂均以本品为主药。临床上金银花与多种药物配伍用来治疗呼吸道感染、急性泌尿系统感染、高血压、各种皮肤病、小儿肺炎、腮腺炎、小儿风疹、阑尾炎、急性结膜炎、钩端螺旋体病、乳腺炎、急性肾盂肾炎、胆汁返流性胃炎、肝炎、急性肠炎、高脂血症、慢性骨髓炎、复发性口疮、肿瘤放疗、化疗口干症等多种病症。

1. 急性感染性疾病

金银花以其清热解毒之功，广泛用于多种急性感染性疾病，如感冒、流感、急性上呼吸道感染、肺炎、急性菌痢、钩端螺旋体病、急性皮肤感染等。常用制剂、方剂有银翘散（用于温热病初起）、清营汤（治热邪入营）、银翘马勃散（治咽喉肿痛）、银楂芩连汤（治热毒血痢）、五味消毒饮（治疗热毒痈疮）等；常用现代制剂有银黄注射液、双黄连注射液等。

以金银花为主的多种复方对感冒、流感、上呼吸道感染及肺部感染具有良好疗效。如以银翘散治风热感冒，银翘合剂治急性上呼吸道感染，银翘散泡剂治疗急性感染，加味银翘马勃散治疗急性扁桃体炎等均获较好疗效。临床上以单味金银花治疗不多，但仍可见有一定效果，如金银花注射液肌内注射治疗急性扁桃体炎，能使患者体温较快下降，局部红肿渗出消失。

2. 五官科和皮肤病感染型疾病

金银花对五官科和皮肤病感染型疾病及其炎症具有很好的效果，对妇产科、肛肠疾病等也有一定效果。特别是对各科的多种热毒痈肿、疔疮等，金银花均具有一定的治疗作用。

3. 对化疗后口腔溃疡的治疗

对接受过大剂量化疗的恶性肿瘤患者进行随机分组，实验组在化疗前3天开始饮用自煎甘草、金银花汤剂，并用其漱口，连续使用10天。对照组于化疗当日用复方硼砂漱口液漱口直到化疗结束。结果表明自煎甘草、金银花汤剂对大剂量化疗后口腔溃疡的发生有明显的预防作用。

4. 对慢性咽炎的治疗

将慢性咽炎患者随机分为观察组和对照组，观察组采用由金银花、野菊花等中药加工精制成的金菊提取液进行超声雾化吸入；对照组采用常规抗生素雾化液超声雾化吸入，结果显示，观察组效率及显效时间均显著优于对照组。

5. 在防治 SARS 中的应用

由于金银花具有广谱的抗菌抗病毒和清热解毒、凉散风热的作用，所以在防治 SARS 的工作中，金银花占了主导地位。国家中医管理局推荐的防治 SARS 的处方中有一半以上的方剂中都有金银花，金银花在防治 SARS 工作中起到了举足轻重的作用，如用金银花、连翘、板蓝根、川藿香、防风、贯众、甘草制成方剂，连续服用，可预防 SARS 病的流行。

六、已上市药物

1. 银翘解毒片

主要成分：金银花、连翘、薄荷、荆芥、淡豆豉、桔梗、牛蒡子、淡竹叶、甘草。

功能主治：疏风解表，清热解毒。用于风热感冒，症见发热头痛、咳嗽口干、咽喉疼痛。

2. 银黄片

主要成分：金银花、黄芩等。为糖衣片。

功能主治：具有清热、解毒、消炎的作用，用于急慢性扁桃体炎，急慢性咽喉炎，上呼吸道感染。

3. 银黄注射液

主要成分：金银花、黄芩。

功能主治：清热、解毒、利咽喉。用于风热犯肺而致发热、咳嗽、咽痛等症，上呼吸道感染，急性扁桃体炎、咽炎。

4. 银黄颗粒

主要有金银花、黄芩两味中药提取精炼而成，金银花的活性成分主要为绿原酸和异绿原酸，具有抗病原微生物、抗炎、解热、降血脂、增强机体免疫力等功效；黄芩中的主要成分为黄芩苷，具有抗病原微生物、增强机体免疫力、解痉、抗氧化等多种作用。

5. 双黄连口服液

主要成分：金银花、黄芩、连翘。

功能主治：疏风解表、清热解毒。用于外感风寒所致的感冒，症见发热、咳嗽、咽痛。

6. 金嗓开音丸

主要成分：金银花、连翘、玄参、板蓝根、赤勺、黄芩、桑叶、菊花、前胡、苦杏仁（去皮）、牛蒡子、泽泻、胖大海、僵蚕（麸炒）、蝉蜕、木蝴蝶。

功能主治：具有清热解毒、疏风利咽之功效。

7. 小儿清热宁颗粒

主要成分：羚羊角粉、人工牛黄、金银花、黄芩、柴胡、板蓝根、水牛角浓缩粉、冰片。

功能主治：清热解毒，用于外感温邪，脏腑实热引起的内热高烧，咽喉肿痛，咳嗽痰盛，大便干燥。可用于治疗感冒、高烧不退、持续低热、咽喉肿痛、流鼻涕、咳嗽、急性咽喉炎、急性扁桃体炎、腮腺炎、空调感冒等症。

8. 清开灵片

主要成分：金银花、胆酸、珍珠母、猪去氧胆酸、栀子、水牛角、板蓝根、黄芩苷。

功能主治：清热解毒，镇静安神。用于外感风热所致发热、烦躁不安、咽喉肿痛；上呼吸道感染、病毒性感冒、急性咽炎等病症属上述症候者。

9. 银黄含化片

主要成分：金银花提取物、黄芩提取物。

辅料：淀粉、糊精、阿巴斯甜、蔗糖、薄荷脑、硬脂酸镁。

功能主治：清热解毒，消炎。用于急慢性扁桃体炎，咽炎，上呼吸道感染。

10. 金银花露

主要成分：金银花。

辅料：蔗糖。

功能主治：清热解毒。用于小儿痱毒、暑热口渴。

七、其他应用

1. 保健食品中的应用

金银花经过一定工艺处理后，制成金银花茶可降脂减肥、清热解毒、消除体内毒素。金银花做成饮料不仅具有清凉解渴作用，而且具有独特的保健功能，既方便饮用，又满足人们的保健要求，深受消费者欢迎。以金银花为主要原料，选用优质高粱曲酒，再辅以丹参、红花、木瓜、牛膝、冰糖等原料精制而成的保健白酒，具有活血通脉、益气通络、宁气止痛之功效，对风湿、关节痛、腰腿痛、跌打损伤等具有良好的治疗和保健作用。使用金银花代替部分啤酒花为香料，生产的啤酒具有明显的金银花、啤酒花香味，口味纯正清爽。

2. 化妆品和日用保健品中的应用

用水蒸气蒸馏法提取芳香性挥发油和用溶剂提取的金银花有效成

分，加入到洗浴剂及化妆品中，对皮肤没有伤害，可使泡沫丰富、香味柔和，可清除污垢、清洁皮肤，使皮肤保持较高的含水量，增强皮肤活力，达到延缓皮肤衰老的作用。对脂溢性皮炎、皮肤炎症有一定的疗效。目前已有以金银花和忍冬茎叶为主要原料制成的银花露、银仙牙膏、忍冬花牙膏、金银花痱子水等均受到了广大消费者的欢迎。

3. 食用

① 泡茶

三花茶：金银花 10g、茉莉花 3g、菊花 10g，加入沸水，泡开即可饮用。主要有清热解毒，缓解咽喉疼痛的功效。

金银花薄荷茶：混合金银花和薄荷，沸水冲泡，若喜甜，可加入适量蜂蜜。夏天尤为适用，可以祛除痱子。

② 煮粥

金银花粥：在煮粥过程当中加入适量的金银花花蕾，可以增强机体免疫力。

参 考 文 献

[1] 焦守国. 金银花研究现状及综合利用 [J]. 齐鲁药事, 2009, 28 (8)：487～489.

[2] 贺伟. 金银花的化学成分及药理作用研究 [J]. 中国医药导报. 2007, 24 (4)：8～9.

[3] 石铖, 石任兵, 陆蕴如. 我国药用金银花资源、化学成分及药理研究进展 [J]. 中国药学杂志, 1999, 34 (11)：724～727.

[4] 武晓红, 田智勇, 王焕. 金银花的研究新进展 [J]. 时珍国医国药, 2005, 16 (12)：1303～1304.

[5] 瞿飞, 孙志佳, 陈爱茜, 熊晚珍, 王树婷, 孙志国. 金银花道地药材的地理标志保护研究 [J]. 山东农业科学, 2012, 44 (2)：67～71.

[6] 何显忠, 兰荣德. 金银花的药理作用与临床应用 [J]. 时珍国医国药, 2004, 15 (12)：865～867.

第六章

桔　梗

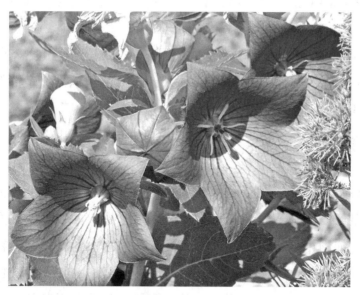

　　"桔梗"的朝鲜文叫做"道拉基"。在朝鲜族的民间传说中道拉基是一位姑娘的名字，当地地主抢她抵债，她的恋人愤怒砍死地主，结果被关入监牢，姑娘悲痛而死，临终前要求葬在恋人砍柴必经的山路上。第二年春天，她的坟上开出了一种紫色的小花，人们叫它"道拉基"，也就是桔梗。桔梗花开代表幸福再度降临。可是有的人能抓住幸福，有的人却注定与它无缘，抓不住它，也留不住花。于是桔梗有着双层含义——永恒的爱和无望的爱。

一、简介

桔梗（拉丁学名：*Platycodon grandiflorus*，英文名：Balloon Flower），别名包袱花、铃铛花、僧帽花，为桔梗科桔梗属植物，生长在中国、朝鲜半岛、日本和西伯利亚东部。

1. 形态特征

桔梗为多年生草本，茎高 20～120cm，通常无毛，偶密被短毛，不分枝，极少上部分枝。叶全部轮生，部分轮生至全部互生，无柄或有极短的柄，叶片卵形，卵状椭圆形至披针形，叶子卵形或卵状披针形，花暗蓝色或暗紫白色，可作观赏花卉。根可入药，亦可腌制成咸菜，在中国东北地区称为"狗宝"咸菜。在朝鲜半岛、中国延边地区，桔梗是很有名的泡菜食材，当地民谣《桔梗谣》所描写的就是这种植物。单凭名称，有人会误以为桔梗乃桔子的梗，但实际上与桔子或柑橘属没有直接关系。

2. 分布

桔梗花原产于我国，其对气候的适应性很广，从华南北部至华北南部的广大地区，均宜栽培。耐高温，亦较耐寒冷，但不耐严寒酷暑。宿根肥厚粗壮，贮存养分较多，有利于越冬，北方可以生长，但由于气温低，生长期短，植株多较矮，宜选择向阳温暖地。南方的炎热夏季，抑制植株生长，宜选择海拔较高的凉爽地区种植。喜光，喜湿润空气，忌干风，不耐用荫蔽。喜肥沃湿润、排水良好的疏松土壤，黏重土或积水地生长不良。对土壤肥力的要求不苛刻，一般肥力中等的土壤即可生长，但肥沃土壤的植株要高，开花亦较多。

3. 英山桔梗

英山县属于亚热带大陆湿润季风气候区，四季分明、光照充足、雨量充沛、空气新鲜、土壤肥沃、森林覆盖率高，适宜各类药材的生长。所产桔梗向以根条匀称、颜色白净、菊花纹理、味辛辣著称，具有化痰止咳、溶血抗炎等功效。在 1938 年，英山桔梗（英桔）参加巴拿马土特产品博览会荣获金质奖章。在近 100 年的传承和发展中，英桔以其优良独特的品质、传统的加工工艺备受赞誉，畅销海内外。国家质量监督检验检疫总局 2012 年 11 月 23 日发布第 184 号公告，批准对英山桔梗（英桔）实施地理标志产品保护。地域保护范围涉及温泉镇、孔家坊乡、石头咀镇、陶家河乡、草盘地镇、杨柳湾镇等 6 个乡镇现辖行政区域。

二、主要化学成分

科研人员从桔梗中提取分离得到了多种化合物，主要包含以下 6 类化合物。

1. 桔梗皂苷

桔梗主要药理活性成分为皂苷类。桔梗的皂苷类成分，均属于齐墩果烷酸型五环三萜衍生物，根据苷元母核的不同可分为三类：桔梗酸类（A 类）、桔梗二酸类（B 类）、远志酸类（E 类）。其中桔梗二酸类又可衍生出 C、D 两种类型。除从桔梗中分离得到的 39 种皂苷外，随着桔梗化学成分研究的进一步深入，从桔梗中又分离得到 16 种新的三萜皂苷类成分。

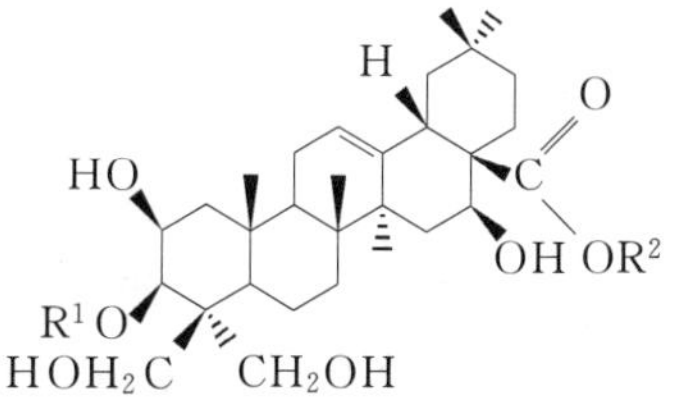

A 类 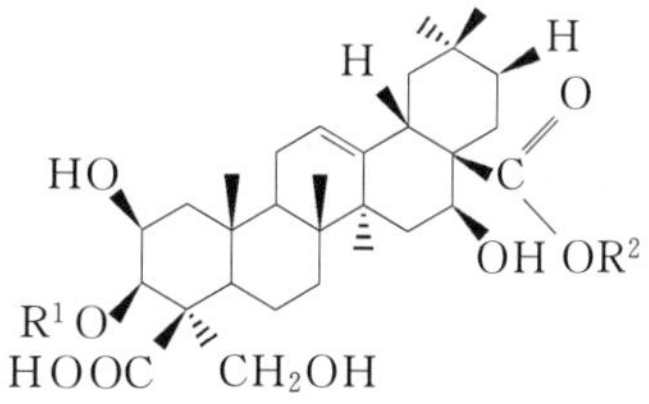   B 类

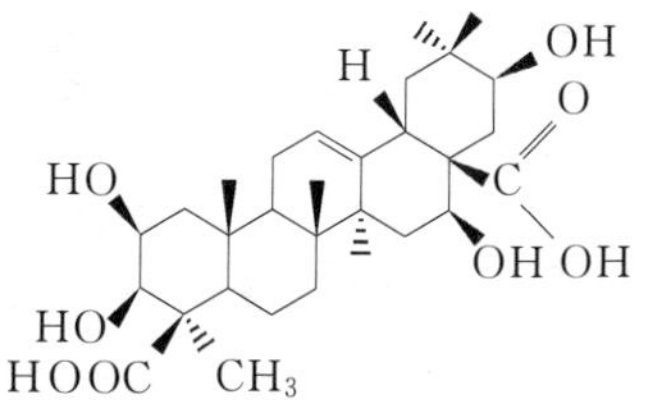

C 类 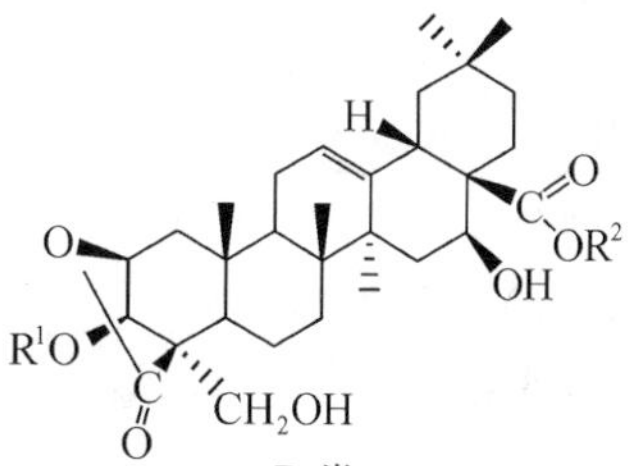   D 类

E 类

No.	化学名称	苷元母核结构类型	分子式	取代基		
				R[1]	R[2]	R[3]
1	Platycoside L	A 类	$C_{42}H_{68}O_{17}$	Gen	H	
2	Platycoside K	A 类	$C_{42}H_{68}O_{17}$	Lam	H	
3	Platycoside H	E 类	$C_{56}H_{94}O_{28}$	Gen	M	S3
4	Platycoside N	E 类	$C_{53}H_{86}O_{24}$	Gen	M	S2
5	Platycoside I	E 类	$C_{64}H_{104}O_{33}$	S1	M	S3
6	Platycoside J	E 类	$C_{52}H_{64}O_{23}$	Glc	M	
7	Platycoside M-1	D 类	$C_{36}H_{54}O_{12}$	Glc	H	
8	Platycoside M-2	D 类	$C_{47}H_{72}O_{20}$	Glc	S2	
9	Platycoside M-3	D 类	$C_{52}H_{80}O_{24}$	Glc	S3	
10	Platyconic acid A	B 类	$C_{57}H_{90}O_{29}$	Glc	S4	
11	3-O-β-D-glucopyranosyl-2β,12α,16α,23,24-pentahydroxyoleanane-28(13)-lactone	A 类	$C_{36}H_{58}O_{13}$	Glc		
12	3-O-β-D-glucopyranosyl-(1→3)-β-D-glucopyranosyl-2β,12α,16α,23α-tetrahydroxyoleanane-28(13)-lactone	E 类	$C_{42}O_{58}H_{17}$	Lam	M	
13	deapio-platycodin D_2	A 类	$C_{58}H_{94}O_{29}$	Lam	S3	
14	Platyconic acid B lactone	D 类	$C_{63}H_{98}O_{33}$	Gen	S4	
15	deapio-platyconic acid B lactone	D 类	$C_{58}H_{90}O_{29}$	Gen	S3	
16	3-O-β-D-laminaribiosyl-polygalacic acid	E 类	$C_{42}H_{68}O_{16}$	Lam	M	H

注：M＝CH$_2$OH；Glc＝1Glc；Gen＝1Glc6→1Glc-；Lam＝1Glc3→1Glc-；S1＝1Glc6→1Glc-；S2＝1Ara2→1Rha；S3＝1Ara2→1Rha4→1Xyl；S4＝1Ara2→1Rha4→1Xyl3→1Api；Glc＝β-D-gulucopyranose；Ara＝α-L-arabinopyranose；Rha＝α-L-rhamnopyranose；Xyl＝β-D-Xylopyranose；Api＝β-D-apiofuranose

2. 黄酮类化合物

黄酮类化合物广泛存在于各种植物体中，但桔梗中的黄酮类成分主要存在于桔梗地上部分，桔梗根中未见有黄酮类化合物分离报道。迄今为止，从桔梗中共分离和鉴定出 9 种黄酮类成分（**17~25**）。这些化合物主要为二氢黄酮、黄酮及其黄酮苷类化合物。

17

18　R = H
19　R = rutinosyl

20　$R^1 = R^2 = R^3 = R^4 = OH$, $R^5 = $ glucosyl
21　$R^1 = R^2 = R^3 = R^4 = OH$, $R^5 = $ rutinosyl
22　$R^1 = R^2 = R^4 = OH$, $R^3 = H$, $R^5 = $ rutinosyl
23　$R^1 = R^3 = H$, $R^2 = R^4 = OH$, $R^5 = $ glucosyl
24　$R^1 = R^2 = R^4 = R^5 = OH$, $R^3 = H$
25　$R^1 = R^3 = H$, $R^2 = R^4 = R^5 = OH$

3. 酚类化合物

从桔梗根的石油醚提取物中分离得到两种具有抗氧化活性的酚类化合物（**26~27**）。

26　$R = (CH_2)_{14} CH_3$
27　$R = (CH_2)_7 CH = CH (CH_2)_4 CH_3$

4. 聚炔类化合物

从桔梗的须根中分离鉴别出两种聚炔类化合物 lobetyol（**28**）和 lobetyolin（**29**），另从其须根的培养物中还分离鉴别出另一种聚炔类化合物 lobetyolinin（**30**）。这些聚炔类化合物被作为桔梗植物分类的重要依据。

28	R＝H
29	R＝glucosyl
30	R＝gentiobiosy

5. 脂肪油、脂肪酸

桔梗根中含脂肪油 0.92％，且不饱和化合物含量较高。脂肪酸中亚油酸、软脂酸的含量较大。其中亚油酸含量达 63.24％，软脂酸为 29.51％。此外，还含有亚麻酸、硬脂酸、油酸、棕榈酸等。

6. 氨基酸

桔梗根中含有 16 种以上的氨基酸，总氨基酸含量高达 15.01％。其中包括 8 种必需氨基酸，占氨基酸总量的 6.44％。还包括一种具有神经传导作用的化学物质——γ-氨基丁酸，它在人脑能量过程中起到了重要作用。

7. 其他成分

桔梗根中含 α-菠菜甾醇及其葡萄糖苷醇等多种甾醇和白桦脂醇。另外，从桔梗根中分离到多糖类成分，如菊糖，以及含有由大量果糖组成的桔梗聚糖。

三、药材鉴别

1. 理化鉴别

① 取本品粉末 0.5g，加水 10mL，于水浴中加热 10min，放冷，取上清液，置带塞试管中，用力振摇，产生持久性蜂窝状泡沫。（检查桔梗皂苷）

② 取本品粉末 1g，加甲醇 10mL，于水浴中加热回流 30min，过滤。滤液置蒸发皿中，于水浴上蒸干，加醋酐 2mL 溶解，倾出上清液于干燥试管中，沿管壁加入硫酸 1mL，接界面呈棕红色环，上层由蓝色立即变为污绿色。（检查桔梗皂苷及植物甾醇）

2. 性状鉴别

根呈圆柱形或纺锤形，略扭曲，偶有分枝，长 6～25cm，直径

0.5~2.5cm。表面灰白色或淡黄白色，上端根茎部（芦头）有半月形的茎痕；根上有横纹，全体有不规则纵皱及沟纹，并有横向皮孔样的疤痕。质坚硬，易折断，折断面略不平坦，可见放射状裂隙，皮部类白色，形成层环明显，木质部淡黄色。气微，味微甜后稍苦。

以根肥大、色白、质充实、味苦者为佳。

3. 显微鉴别

根（中部直径1.5cm）的横切面：木栓层黄棕色，但一般多已除去；韧皮部宽广，外侧的韧皮射线弯曲，筛管群多压缩颓废，乳管成群散，内含黄棕色颗粒状物，内侧的韧皮部中乳管群径向排列成行，形成层成环；木质部射线宽，导管多角形，单个或数个相聚，呈放射状排列；用干品直接切片，封藏在乙醇或稀甘油中，可见薄壁细胞中含菊糖结晶。

四、主要药用价值

1. 抗炎活性

桔梗的水提取物具有较好的体外抗炎活性。脂多糖所致炎症模型的分子生物学实验研究表明，其抗炎活性的机制是调控NF-κB因子活性及抗炎基因的表达；早期的大鼠足肿胀及佐剂导致大鼠关节炎的模型研究表明，桔梗的抗炎活性主要是由于含有桔梗皂苷。动物实验已证实，桔梗皂苷D和D_3具有抗炎活性。其抗炎活性的机理是调控炎症早期介质的分泌，如对佛波酯所致炎症模型，桔梗皂苷D能抑制前列腺素E的产生；对脂多糖所致炎症模型，桔梗皂苷D和D_3能抑制NO产生和增加TNF-α（肿瘤坏死因子）的分泌。

对7种桔梗皂苷的抗炎活性研究表明，$2''$-O-乙酰基远志皂苷D、桔梗皂苷A、桔梗皂苷D和远志皂苷D能抑制iNOS和COX-2。电泳淌度变化分析实验表明，桔梗皂苷对iNOS和COX-2的抑制作用是通过阻止NF-κB的活性，以减少iNOS和COX-2基因表达来实现的。

2. 祛痰和镇咳作用

桔梗具有止咳和化痰功效。而早期的研究证实其主要活性成分是桔梗皂苷。对单体皂苷祛痰活性的研究表明,桔梗皂苷 D 和 D₃ 通过雾化给药,能增加大鼠上皮细胞中黏液素的释放;其中桔梗皂苷 D₃ 的作用比 ATP 和 Ambroxole 的作用更强。因而桔梗皂苷 D 和 D₃ 均可作为一种有效的化痰药来应用。

体内动物实验证实,桔梗水提取物(CK)能抑制 APAP 和 CCl₄ 诱导的鼠肝毒性。体外实验研究表明,这种保护作用是由于它能阻止 CYP450 介导的 APAP 和 CCl₄ 的生物活性以及自由基的清除作用。此外,桔梗水提取物(CK)同时还能抑制急性 CCl₄ 导致的大鼠肝纤维化程度的增加。对 CCl₄ 中毒大鼠肝及体外培养的肝星状细胞的分子生物学研究表明,其作用机理与它能抑制肝的炎症及肝星状细胞的活化作用有关。

桔梗皂苷对四丁基过氧化物所致的鼠肝损伤具有保护作用。体内动物实验及体外肝细胞模型实验证实,桔梗皂苷能明显降低四丁基过氧化物所致的肝氧化损伤,清除 1,1-二苯基-2-三硝基苯肼和过氧化物自由基,进而也证实了桔梗皂苷具有抗氧化作用。

3. 抗肿瘤及免疫调节活性

桔梗多糖不同于香菇多糖、裂褶菌素等其他多糖免疫调节剂,它能激活巨噬细胞中 iNOS 的转录和 NO 的产生,能增加 B 细胞中多克隆 IgM 抗体的产生,是巨噬细胞和 B 细胞的特定激活剂。对膜受体和细胞内信号传递过程的研究表明,桔梗多糖能通过 TLR4/NF-κB 信号传递途径激活巨噬细胞,从而诱导 NO 的产生和 iNOS 的 mRNA 表达。通过对 TLR4(Toll-like receptor 4)信号传递途径的研究表明,桔梗多糖所致巨噬细胞活化作用与 MAPKs(丝裂原活化蛋白激酶)和 AP-1(激活蛋白-1)有关。

桔梗的水提取物也具有抗肿瘤和免疫调节作用。这些活性可通过潜在效应细胞如巨噬细胞来实现。对鼠腹膜巨噬细胞的研究表明,桔梗水提取物能通过 NF-κB 反式转录激活功能,上调 iNOS 和 TNF-α 的表达,从而引起 NO 和 TNF-α 的释放。桔梗水提取物还能刺激巨噬细胞的增生及散布能力、噬菌作用、细胞抑制活性增强,是一种潜在的巨噬细胞功能增强剂。桔梗水提取物可导致体外培养的人肺癌细胞 A549 生长抑制和细胞凋亡。分子生物学的研究表明，桔梗水提取物引起细胞凋亡的机制与端粒酶活性的降低和 Bcl-2 表达的下调有关。

桔梗的石油醚提取物具有人癌细胞（HT29、HRT18 和 HepG2）抑制活性，进一步研究表明，其活性成分显示了聚炔类的典型 UV 吸收光谱特征。

4. 促胰外分泌腺分泌的作用

将 $10 \sim 100mg$ 桔梗皂苷 D 进行大鼠灌胃，实验结果发现桔梗皂苷 D 能刺激大鼠胰外分泌腺分泌。同时，血清胆囊收缩素浓度增加。$10mg/kg$ 剂量的桔梗皂苷 D 可减弱静脉注射 $300\mu g/(kg \cdot h)$ 剂量的阿托品对胰腺分泌的抑制作用。$10mg/kg$ 的桔梗皂苷 D 产生的胰腺分泌作用可被剂量为 $50mg/kg$ 的 loxiglumide（一种 CCK 受体拮抗剂）所抑制。桔梗皂苷 D 刺激胰外分泌腺的分泌机理是引起胃肠道激素特别是 CCK 从十二指肠释放。由于桔梗皂苷 D 能促进 CCK 释放，所以一些含桔梗的汉方制剂可用于治疗胰腺炎。

5. 抑制胰脂肪酶活性

以胰脂肪酶的相对活性为指标，通过体外实验方法，证实桔梗各提取物中仅桔梗总皂苷显示出胰脂肪酶抑制活性。一种基于1,2-甘油二酯的多步比色法用于体外测定胰脂肪酶活性，实验结果表明桔梗皂苷 D 能以一种竞争的方式抑制胰脂肪酶的活性。体外实验证实，桔梗总皂苷和桔梗皂苷 D、桔梗皂苷 A 和桔梗皂苷 C 均能不同程度抑制胰脂肪酶活性。当用含有桔梗水提取物的高脂肪饲料饲喂小鼠时，小鼠体重和子宫周围脂肪质量与对照组比较均明显下降。因而认为桔梗的抗肥胖作用可能是由于桔梗皂苷类成分抑制胰脂肪酶活性从而抑制对食物脂肪的吸收。

6. 降脂作用

桔梗皂苷能影响血清和肝中的脂质含量。给饲喂高脂饲料所致的高脂血症大鼠模型喂含桔梗（质量分数为 5%）的饲料，其血清和肝脂质中胆固醇和甘油三酯的浓度显著低于对照组。对桔梗总皂苷降血脂作用的研究表明，不同剂量的桔梗总皂苷对大鼠高血脂的降低作用差异较为显著。大剂量[200mg/(kg·d)]可以显著性地降低高脂血症大鼠的 TC（总胆固醇）、LDL-C（低密度脂蛋白胆固醇）及 HDL-C（高密度脂蛋白胆固醇），其作用程度超过阳性药物组（绞股蓝）；小剂量组和中剂量组仅对血脂的部分指标有影响。

7. 改善胰岛素抵抗作用

在非胰岛素依赖性糖尿病并发症模型-糖尿病肥胖和瘦小 Zucker 鼠上，研究了桔梗对改善糖尿病并发症及脂质的作用。服用桔梗 4 周后，瘦小和肥胖 Zucker 鼠血清甘油三酯的含量明显降低。在口服葡萄糖耐受试验中，桔梗能明显降低肥胖 Zucker 鼠血清甘油三酯和血清胰岛素含量，葡萄糖含量在服后 30min 时显著降低，且其原葡萄糖转运蛋白含量有增加趋势。研究结果表明，对于诸如非胰岛素依赖性糖尿病并发症、X 综合征及冠心病等以血胰岛素增多为特征的代谢紊乱患者，桔梗能有效地阻止和改善这些症状。

8. 镇痛作用

在甩尾法实验中，脑室内注射桔梗皂苷 D 时的镇痛作用与用药剂量呈正相关，其产生的镇痛效果至少持续 1h。进一步研究结果表明，桔梗皂苷 D 产生的镇痛效果与脊椎上的 $GABA_A$、$GABA_B$、NMDA（N-甲基-D-天门冬氨酸）受体有关。其镇痛作用由于刺激减弱了去甲肾上腺素和 5-羟色胺通路，而与吗啡通路无关。进一步研究发现，桔梗皂苷 D 脑室或膜内注射给药时，在甩尾、扭体和福尔马林等不同类型疼痛模型实验中均显示了强的镇痛作用，其作用主要在中枢神经系统，不受阿片受体影响。

9. 其他作用

通过细胞病理效果分析，桔梗显示了有效的或缓和的抗 RSV

（呼吸道合胞病毒）活性，其提取物半数抑制浓度（IC_{50}）值为 6.3～
52.1 mg/L。进一步研究揭示，桔梗皂苷为其活性成分。

此外，桔梗的沸水提取物具有杀虫活性、抗诱变活性、抗氧化活性及较好的抑制酪氨酸酶活性。

五、临床应用

1. 镇咳、抗炎

口服桔梗，桔梗皂苷会刺激胃黏膜引起轻度恶心，导致痰液稀释、咳出，据此分析桔梗皂苷 D 可能为其化痰成分。但有实验表明，该作用也可能是刺激舌咽神经末梢导致支气管分泌增多、反射性增强。桔梗皂苷胶囊对慢性支气管炎具有良好的预防、治疗效果。功能主治清热化痰，宣肺止咳。用于痰热阻肺引起的咳嗽痰多、胸闷气短、咽干喉痒以及急慢性支气管炎与上呼吸道感染所致的久咳，临床治疗上经常将桔梗作为一些止咳糖浆的药用成分。

2. 保肝

桔梗对多种药物性肝损伤模型都有治疗作用。桔梗水提物能抑制 CCl_4 诱导的肝毒性，其机制可能与阻断肝药酶对 CCl_4 的生物激活以及清除氧自由基有关；而其减轻 CCl_4 诱导的肝纤维化进程的主要机制为抑制肝部炎症和激活肝星状细胞。另外，桔梗水提物能保护对乙酰氨基酚引起的肝损伤，这与其阻断肝药酶对对乙酰氨基酚的生物激活密切相关。

3. 抗氧化与美容作用

桔梗石油醚提取物具有抑制脂质过氧化，消除强氧化剂、超氧化物和自由基的抗氧化作用，而后者的作用强度较强。另外研究证明，桔梗总皂苷和桔梗皂苷 D（PD）抑制酪氨酸酶活性的作用强。因此，桔梗皂苷常作为美容护肤的活性成分得到广泛应用。

4. 治疗鼻炎

临床中用桔梗元参汤给鼻炎患者口服，可改善其睡眠，使其以鼻呼吸，晨起喷嚏减少。

5. 治疗心血管疾病

升陷汤由生黄芪、柴胡、知母、桔梗、升麻组成。方中以黄芪为君，取其既善补气又善升气之性也，其性稍热，配以知母凉润之。柴胡为少阳之药，引大气之陷者自左上升。升麻为阳明之药，引大气之陷者自右上升。桔梗为药中之舟楫，能载药上行，开胸中之气。后四味共为佐使，治胸中大气卜陷，气短小足以息，或努力呼吸，有似乎喘；或气息将停，危在顷刻。临床上，心血管疾病患者常有大气下陷的表现，应用升陷汤取得了明显效果。

6. 补心、安神

临床用药天王补心丹中桔梗是其主要成分，它的主治功能是以补心安神为主，兼可疏肝解郁，降火宁神、交通心肾，阴虚夹热并用胆南星、栀子等。

7. 治疗甲状腺类疾病

银菊散结口服液成分中有桔梗，其具有解毒清热、散结消瘿的作用。临床用于瘿病、甲状腺肿瘤、单纯性甲状腺肿大、甲状腺机能亢进、甲状腺机能减退、亚急性甲状腺炎、慢性淋巴细胞性甲状腺炎（桥本甲状腺炎）；亦用于"乳癖"、"症瘕"及"经断前后诸证"、乳腺增生、卵巢囊肿、子宫腺肌病及更年期综合征。通过多年的临床使用，疗效可靠，大大填补了目前甲状腺类疾病治疗的市场空白。

六、已上市药物

1. 复方枇杷桔梗膏

复方枇杷桔梗膏由枇杷叶、罂粟壳、桔梗、薄荷脑等九味中药组方，具有养阴敛肺、祛痰镇咳的功效，用于久咳劳嗽、上呼吸道炎、支气管炎引起的咳喘痰饮等症。

2. 羚羊感冒胶囊

羚羊感冒胶囊由羚羊角、牛蒡子、淡豆豉、金银花、荆芥、连翘、淡竹叶、桔梗、薄荷油、甘草等十余味药组成。本品有清热解表功效，用于伤风咳嗽、头晕发热、咽喉肿痛。

3. 银菊散结口服液

银菊散结口服液由金银花、菊花、桔梗、玄参等中药组方，具有解毒清热、散结消瘿的作用，临床用于瘿病、甲状腺肿瘤、单纯性甲状腺肿大、甲状腺机能亢进、甲状腺机能减退、亚急性甲状腺炎、慢性淋巴细胞性甲状腺炎（桥本甲状腺炎）；亦用于"乳癖"、"症瘕"及"经断前后诸证"、乳腺增生、卵巢囊肿、子宫腺肌病及更年期综合征。

4. 牛黄解毒片

牛黄解毒片的主要成分包括牛黄、雄黄、石膏、冰片、大黄、黄芩、桔梗、甘草等。它具有清热解毒、消肿止痛的作用，所以常被用来治疗咽喉肿痛、口舌生疮等症。除了口服以外，牛黄解毒片的外用其实也很普遍。

① 治带状疱疹：将牛黄解毒片研成细末后，用生理盐水调成糊状涂抹于患处，随后在外面用一层无菌纱布覆盖。每日换药3～4次，一般用药3～6天。

② 治乳腺炎：将牛黄解毒片研成细末后，与酒糟混合调成膏状涂抹于患处，随后用无菌纱布覆盖。每日换药2次，一般用药数天后，乳腺内的肿块即可变软。

③ 治化脓性中耳炎：先用双氧水将患者耳内洗净，并用棉签擦干耳朵。将适量的牛黄解毒片细末向耳内吹，每日1次，3次为1疗程。一般2～3个疗程后即可见效。

④ 治毛囊炎：将牛黄解毒片研成细末后，与蜂蜜混合调成糊状涂抹于患处。每日1～2次，一般用药3天后即可见效。

⑤ 治肌肉注射后遗留的硬结：将牛黄解毒片研成细末后，用白酒调成糊状涂抹于患处，随后用无菌纱布覆盖。约1～2h酒精挥发后，再滴入酒精湿润。每日换药2次，一般3～4天后即可

见效。

⑥ 治虫咬性皮炎：将牛黄解毒片研成细末后，用唾液调成糊状涂抹于患处，随后再用无菌纱布覆盖。每日换药 3 次，一般 2～3 天后即可缓解。

⑦ 治疗疖肿：将牛黄解毒片研成细末后，与京万红软膏调成膏状涂抹于患处，用无菌纱布覆盖。每日换药 1 次，一般 3 天后即可见效。

5. 天王补心丹

天王补心丹由酸枣仁、柏子仁、麦冬、天冬、五味子、党参、当归、牛地黄、玄参、丹参、茯苓、远志、桔梗组成，具有滋阴清热、养血安神之功效，主治阴虚火旺症。

七、食用价值

桔梗的嫩叶及根可以食用，含有维生素、桔梗酸等多种对人体有益的营养成分，所以人们常在春夏采食其嫩叶，秋季采食其鲜根。桔梗花一直以来都是朝鲜族的特色菜，他们常将其作野菜食用，它的嫩茎叶和根均可供蔬食。而在朝鲜半岛及我国延边地区，桔梗是非常著名的泡菜食材，我国东北地区还将其称作"狗宝"咸菜。春夏时节采摘桔梗嫩叶做菜，可做清炒桔梗苗、银耳桔梗苗等；秋季采挖鲜根，稍煮一下后用清水浸泡除苦味，然后进行腌食或炒菜，味道鲜美可口。不过，桔梗也有食用禁忌，对于有气机上逆、呕吐、呛咳、眩晕、阴虚火旺、咯血等症之人不宜服用，而胃及十二指肠溃疡者也需慎服，用量过大容易出现恶心呕吐症状。

1. 桔梗炖猪肺

材料：桔梗、紫苑、杏仁各 10g，地骨皮 15g，花旗参 5g，猪肺 2 个。

做法：首先将猪肺切块，反复用手挤压除去泡沫，然后洗净放入清水中煮开，捞出放入炖盅内；将桔梗、紫苑、杏仁、花旗参、地骨皮洗净后直接放入炖盅，再加适量水，隔水炖 3h 左右，加入适量的调味料即可食用。此种食用方法有润肺止咳之功效。

2. 桔梗冬瓜汤

材料：桔梗 9g，冬瓜 150g，杏仁 10g，甘草 6g，植物油、盐、蒜末、葱花、酱油、鸡精各适量。

做法：将冬瓜洗净、切块。锅中放油烧热后，放入冬瓜煸炒，加入适量清水，放下杏仁、桔梗、甘草一并煎煮，至熟后，以盐、蒜末等调料调味即成。食用此汤，可化痰利咽，适用于慢性咽炎、咽痒不适、干咳等病症。

3. 银耳桔梗苗

材料：银耳（干）50g，桔梗 250g，大葱 5g，姜 5g，盐 2g，味精 1g，植物油 15g。

做法：取用桔梗嫩苗，去杂洗净。银耳用水泡发洗净。炒锅烧热放油，待油热后放入葱、姜末煸香，再投入全部主料和调料，急速翻炒，断生入味即可食用。此法适用于外感咳嗽、咽喉肿痛、肺痛胸满胁痛等病症，效果佳。

参 考 文 献

[1] 郁梅，方彭华，于桂芳，刘墨祥．桔梗的化学成分和抗肿瘤活性研究进展 [J]．国际药学研究杂志，2011，38（4）：280～283.

[2] 付文卫，窦德强，裴月湖．桔梗的化学成分和生物活性研究进展 [J]．沈阳药科大学学报，2006，23（3）：184～191.

[3] 吴梅青，刘佳佳．桔梗化学成分研究进展 [J]．黑龙江医药，2007，20（5）：443～446.

[4] 李伟．桔梗皂苷类化学成分及药理活性研究 [D]．吉林：吉林农业大学，2007.

第七章

白 菊

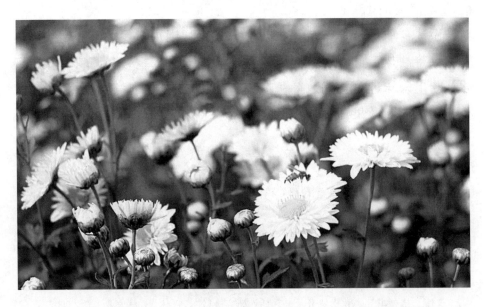

　　说起福白菊的来历，还有一段美丽的传说。相传，在唐代，八仙之一吕纯阳与其师父汉钟离到麻城北部仙游，也就是著名的"点石成金"的故事发生地。为纪念吕纯阳，当地人将传说中的高山更名为纯阳山，又在纯阳山对面的两座山上建立起纪念两位仙人的双庙观。后来，人们在道观周围发现一种奇花，花色纯白，花蕊金黄透红，漂亮极了，有道士将其移植于观内，并称之为"红心白菊"。因此菊入茶，味甘甜，故又称"甘菊"。随着当地信徒不断引种下山，这种菊花在麻城一带广为种植。于是，后来取名为"福白菊"。

也有另外一个版本的传说。由于吕纯阳的点化，福田河百姓修筑了河堤，不管雨水丰衰，年年五谷丰登。为了感谢吕纯阳，大家自愿筹资在河源之山建了一座纯阳道观，并有游方道人在此落脚布道。道观年年香火不断。忽一年，纯阳道观下突然冒出一眼清泉，周围长满菊花，到了秋天，盛开纯色白菊，清香四溢，道人惊异，遂移栽至观内，悉心栽培。次年花开更盛，道人将其采之代茶、入酒、做馅、制饼、煮粥，发现其有药用效果，遂广施香客食用。久之，香客纷纷携带下山，种植食用，千百年来，在福田河一带广为种植，并散布各地。

一、简介

白菊花（拉丁学名：*White chrysanthemum*），菊科，为多年生草本植物，目前《中国植物志》没有独立的属，民间泛指白颜色的菊花，又名甘菊、杭菊、杭白菊、茶菊、药菊。白菊花内含菊苷、氨基酸、黄酮类及多种维生素和微量元素。中华医学研究表明，白菊具有养肝明目、清心、补肾、健脾和胃、润喉、生津以及调节血脂等功效。

1. 形态特征

花序扁球形、不规则球形或稍压扁，直径多 1.5～4cm。总苞由 3～4 层苞片组成，外围为数层舌状花，类白色或黄色，中央为管状花。气清香，味甘、微苦。

2. 分布

原产中国中部、东部、西南部，为多年生草本植物。喜凉爽、较耐寒，生长适温 18～21℃，地下根茎耐旱，最忌积涝，喜地势高、土层深厚、富含腐殖质、疏松肥沃、排水良好的土壤。在微酸性至微碱性土壤中皆能生长，而以 pH 为 6.2～6.7 最好。为短日照植物，在每天 14.5h 的长日照下进行营养生长，每天 12h 以上的黑暗与 10℃ 的夜温适于花芽发育。河南产者称怀菊花，安徽产者称滁菊花或亳菊花，浙江产者称杭菊花，湖北福田河产者为福白菊。

3. 麻城福白菊

福白菊（学名：Chrysanthemum 'fubaiju'），别名福田白菊、湖北菊、甘菊。川菊、杭菊、福白菊，被誉为全国三大白菊基地，其中的福白菊就产于湖北省麻城市。由于福白菊产于湖北省麻城市福田河镇，所以它又被称为"福田白菊"。福田白菊的特征是花朵大、肉厚、白色微黄、甘味爽口。其品质是三大白菊基地之首。

2008 年，麻城福白菊被农业部登记为全国首批 28 个"地理标志农产品"之一。麻城福白菊产地范围包括湖北省麻城市福田河镇、黄土岗镇、乘马岗镇、三河口镇、顺河镇共 5 个乡镇 现辖行政区域。区域为东经 114°45′～115°20′，北纬 31°20′～31°40′。其主产区位于大别山长江淮河分水岭南麓向阳地带，地貌顺大别山及其余脉之山势，由北向南逐级下降，水质好，无任何工业污染，土壤具有典型的南北过渡的黄棕壤特征，土层深厚，保墒性好，这些特定的地理特征为菊花等菊科植物营造了良好的小气候。福田河镇等麻北地区属亚热带向温带气候过渡区域，为大陆湿润性季风气候，具有四季分明、降水适中、水光热同步等特征，非常适宜菊花的生长发育。

二、主要化学成分

研究发现，菊花的化学成分比较复杂，因产地和品种不同，其化学成分有一定的差异。其中黄酮类化合物、三萜类化合物和挥发油是福白菊的主要有效成分。

1. 黄酮类化合物

黄酮类化合物包含有芹菜素、芹菜素-7-*O*-β-D-葡萄糖苷、芹菜素-7-*O*-β-D-半乳糖苷、木犀草素、木犀草素-7-*O*-β-D-葡萄糖苷、4′-甲氧基木犀草素-7-*O*-β-D-葡萄糖苷、槲皮素、橙皮苷、橙皮素、香叶木素、香叶木素-7-O-β-D-葡萄糖苷、金合欢素-7-O-β-D-葡萄糖、金合欢素-7-O-β-D 葡萄糖苷、金合欢素-7-O-β-D-半乳糖苷、5-羟基-3′,4′,6,7-四甲氧基黄酮、刺槐素、刺槐苷、黄芩苷、香叶木素-7-O-β-D-葡萄糖。

① 芹菜素

分子式 $C_{15}H_{10}O_5$，分子量 270.24。别名：4′,5,7-三羟基黄酮；芹菜素属于多酚类黄酮化合物，以植物黄色素的形式存在于多种植物中，纯品外观为黄色粉末，吡啶水溶液呈黄色针晶，无嗅无味。熔点347～348℃。几乎不溶于水，部分溶于热酒精，溶于稀 KOH 溶液。

具有抑制致癌物质的致癌活性，可作为治疗 HIV 和其他病毒感染的抗病毒药物；MAP 激酶抑制剂；治疗各种炎症，为抗氧化剂；可镇静、安神、降压。与其他黄酮类物质（槲皮素、山奈黄酮）相比，具有低毒、无诱变性等特点。

芹菜素（1）

② 槲皮素

槲皮素又名栎精，分子式 $C_{15}H_{10}O_7 \cdot 2H_2O$，分子量 338.27。黄色针状结晶或结晶性粉末。熔点＞300℃。当温度高至 95～97℃时，其变为无水物，312～314℃分解。1g 槲皮素可溶于 290mL 冷乙醇；23mL 沸乙醇；溶于冰醋酸；溶于碱液呈黄色；几乎不溶于水。密封避光保存。槲皮黄素乙醇溶液味很苦。

槲皮素作为药品，具有较好的祛痰、止咳作用，并有一定的平喘作用。此外还有降低血压、增强毛细血管抵抗力、减少毛细血管脆性、降血脂、扩张冠状动脉、增加冠脉血流量等作用。用于治疗慢性支气管炎，对冠心病及高血压患者也有辅助治疗作用。

槲皮素（**2**）

③ 橙皮苷

异名：陈皮苷，桔皮苷。分子式 $C_{28}H_{34}O_{15}$，分子量 610.56。细树枝状或针状结晶（pH＝6～7 沉淀所得）。熔点 258～262℃（250℃软化）。该品 1g 溶于 50L 水，60℃时溶于二甲基甲酰胺及甲酰胺，略微溶于甲醇及热冰醋酸，几乎不溶于丙酮、苯及氯仿，而易溶于稀碱及吡啶。其具有抗炎、抗氧化、抗菌、抗癌、调节免疫力、防辐射、保护心血管系统等多种药理活性。

橙皮苷（3）

④ 木犀草素

分子式 $C_{15}H_{10}O_6$，分子量 286.24。木犀草素属弱酸性四羟基黄酮类化合物，为黄色晶体，属黄酮。熔点 328～330℃（一水合物），微溶于水，溶于碱溶液（一水合物）。

木犀草素抑制巨噬细胞磷酸化，抑制转录因子 NF-κB 的活性，能够抑制脂多糖（LPS）诱导的巨噬细胞产生细胞因子 IL-6、TNF-α。后两种细胞因子在炎症机制中扮演非常重要的角色，是反映炎症程度的敏感指标。木犀草素还能提高 IFN-γ，降低特异性 Ig-E，减少嗜酸性粒细胞的浸润。据最新研究表明，呼吸道症状咳嗽、咳痰、喘息，均与气道慢性炎症有关。如支气管哮喘、慢性阻塞性肺疾病、慢性咽炎、变应性鼻炎等引起咳嗽、咳痰、喘息，均被认为与局部的炎症浸润有关，炎症的存在，使得气道的免疫应答混乱，患者常出现气道反应性增高。治疗手段首先应该消除气道的慢性炎症浸润。目前常用糖皮质激素，以消除气道炎症。但糖皮质激素的副作用较多，不宜长期应用。

木犀草素除了抗炎、抗过敏作用以外，还具有抑制 PDE、抗 SARS、HIV 病毒特性，其机制为抑制 SARS 病毒前 S 蛋白的活性，从而阻止其进入宿主细胞。该品可用于治疗 COPD、支气管哮喘以及慢性咽炎、变应性鼻炎等引起的慢性咳嗽。

木犀草素（4）

2. 三萜及甾醇类化合物

三萜及甾醇类化合物包含有棕榈酸-16β，22α-二羟基假蒲公英甾醇酯、棕榈酸-16β，28-二羟基羽扇醇酯、棕榈酸-16β-羟基假蒲公英甾醇酯、假蒲公英甾醇、蒲公英甾醇、肉豆蔻酸酯、月桂酸酯和硬脂酸酯。

3. 挥发油类化合物

挥发油类化合物包含有侧柏烯、β-菲兰烯、γ-菲兰、γ-松油烯、1,8-桉叶素、叔丁基苯、γ-萜品烯、蒲勒烯、优葛缕酮、樟脑、龙脑、异龙脑、醋酸冰片酯、芳樟醇、β-石竹烯、β-榄香烯、假紫罗酮。

挥发油是存在于福白菊中的一类具有芳香气味、可随水蒸气蒸馏出来而又与水不相混溶的挥发性油状成分的总称。它为混合物，其组分较为复杂。主要通过水蒸气蒸馏法和压榨法制取精油。挥发油为多种类型化合物的混合物，其中有脂肪族化合物、芳香族化合物，但更多为萜类衍生物。

4. 其他成分

除上述成分外，从菊花中还可分离得到正戊基甲糖苷、咖啡酸丁酯和乙酯、咖啡酸、绿原酸、鞣花酸、腺嘌呤、胆碱、菊苷、维生素E、鸡纳酸-4-咖啡酯、鸡纳酸-3,5-咖啡酯、4-O-咖啡酰基奎宁酸、3,4-O-二咖啡酰奎宁酸及3,5-O-二咖啡酰基奎宁酸等其他成分。

三、药材鉴别

1. 理化鉴别

取该品粉末3g，加乙醇40mL，加热回流1h，滤过。滤液按下述方法试验：

① 取滤液1滴，点于滤纸上，喷洒三氯化铝试液，干后，置紫外光灯（365 nm）下观察，显黄绿色荧光。（检查黄酮）

② 取滤液2mL，加镁粉少量及盐酸4～5滴，加热，显棕红色。（检查黄酮）

2. 性状鉴别

花序扁球形、不规则球形或稍压扁，直径多1.5～4cm。总苞由3～4层苞片组成，外围为数层舌状花，类白色或黄色，中央为管状花。气清香，味甘、微苦。河南产者称怀菊花，安徽产者称滁菊花或亳菊花，浙江产者称杭菊花，湖北福田河产者为福白菊。滁菊又名"白菊"、"甘菊"，是菊花中花瓣最紧密的一种。它的花蕊金黄，花瓣晶莹玉白，素有"金心五瓣"之美誉。杭菊花朵较大，分为杭白菊和杭黄菊两种，杭菊的深色花心更明显，泡开后花瓣也容易脱落。怀菊花大瓣长，约1～2cm；多为黄白色，带有浅红色或棕红色的花瓣；花心细小，浅棕色，质松而柔软。福白菊花朵大、肉厚、白色微黄、甘味爽口。

3. 显微鉴别

粉末特征：黄棕色，气清香。

① 花粉粒黄色，类圆形，直径 22～38 μm，有 3 孔沟，表面有刺，刺长 3.4～7 μm，每裂片 4～5 刺。

② 花冠表皮细胞表面以垂周壁波状弯曲，表面有微细致密的角质纹理。

③ 苞片表皮细胞垂周壁波状弯曲，表面有稍粗的角质纹理。气孔不定式，副卫细胞 3～6 个。

④ 花柱及柱头碎片的边缘细胞呈绒毛状突起。

⑤ T 形毛少见，大多碎断，顶端细胞长大，基部 2～5 细胞。

⑥ 腺毛少见。头部鞋底形，4、6 或 8 个细胞，两两相对排列，长径 32～127 μm，短径 22～74 μm，外被角质层。

此外，有药隔顶端附属物及基部细胞、花粉囊内壁细胞、分泌道、纤维、子房表皮细胞等。

四、主要药用价值

现代药理学研究表明，福白菊具有保护心血管、降压、抗病、抗炎、抗肿瘤等多方面的药理作用，效果显著。

1. 对心血管系统保护的作用

福白菊注射液灌流离体兔心，有明显的扩张冠状动脉作用；静脉注射福白菊注射液 1.5g/kg～2.0g/kg，麻醉猫冠脉流量增加 93%，心率较给药前降低 12%，且心肌耗氧量降低，而血压无明显变化；兔肾和兔耳血管给福白菊注射液后也有明显扩张作用。福白菊注射液由水煮醇沉法制得，其主要成分为黄酮类，由此可见菊花黄酮具有明显的心脏保护作用。

2. 降压作用

经研究比较 95%、50%、25% 乙醇热浸及水提取的福白菊浸膏对麻醉猫的降压作用。发现乙醇浓度越低，提取到的成分降压效果越差，水提物基本无降压作用。福白菊的 95% 乙醇浸提物主要含有菊花内酯、黄酮苷等水难溶物质，对麻醉猫、正常狗均有一定的降压效果，而且降压作用缓慢、持久，是较理想的降血压药物。

3. 抗病原微生物、抗感染作用

对福白菊的煎液与挥发油的抑菌和抗病毒活性实验研究结果表明，二者均具抑菌和抗病毒活性，且菊花煎液的抑菌和抗病毒活性均强于挥发油。福白菊的煎液抗菌谱较广，对金黄色葡萄球菌、大肠杆菌、白喉杆菌、伤寒杆菌、变形杆菌、痢疾杆菌、铜绿假单孢菌、福氏志贺菌有较强的抑制作用，但对肺炎双球菌无明显抑制作用。福白菊的煎液对肺炎链球菌、大肠埃希菌的最低抑菌浓度为 0.1%；对金黄色葡萄球菌、福氏志贺菌的最低抑菌浓度为 0.025%；对铜绿假单孢菌的最低抑菌浓度为 0.05%。另外，实验发现福白菊的水提物在体外具有明显抑制脲原体生长的作用，且与药物浓度成正相关，这将为治疗男女泌尿生殖道感染、男性不育及不良妊娠提供依据。福白菊的挥发油不论产地均对金黄色葡萄球菌有较强抑制作用；但对白色葡萄球菌的抑制作用有地区差异。

《中药大辞典》记载：将菊花用沸水浸泡后再煎，可预防慢性支气管炎的发作及上呼吸道感染；100%的菊花注射液可用于治疗呼吸道感染。药理实验证明，临床所用的福白菊注射液对慢性感染性疾病有较好疗效，主要表现在其对多种细菌有一定的抗菌作用。福白菊能降低金黄色葡萄球菌溶血素的效价，对金黄色葡萄球菌血浆凝固酶的形成有一定的抑制作用，并能使三联菌苗致热家兔的体温降低以对抗细菌毒素或抑制毒性产物对机体的影响，这可能是福白菊治疗一般感染性疾病的机制之一。

4. 对血小板聚集的影响

福白菊注射液对 ADP 诱导的雄性家兔颈动脉血小板聚集功能有较强的抑制作用和解聚作用。利用回归法计算其对 ADP 诱导家兔血小板聚集功能的抑制作用，发现其作用强度在一定范围内随药物在血浆中浓度的增加而增加，而且菊花注射液的作用强度是丹参的 2.3 倍、党参的 3.2 倍。野菊花注射液的解聚作用也很强，其 50%的解聚剂量相当于丹参的 60% 剂量、党参的 50% 剂量左右，但三者的解聚作用都不及各自的抑制作用强。

5. 抗炎和免疫作用

福白菊的水提物和挥发油都有显著的抗炎、免疫抑制作用。但挥发油对化学物所致的炎症效果较好；水提物对异性蛋白致炎因子所致的炎症作用较好，这可能与二者的作用机制不同有关。

6. 抗氧化作用

福白菊的多糖具有清除活性氧自由基的作用。福白菊的水提液对离体大鼠心、脑、肝、肾的过氧化脂都有不同程度的抑制作用；还可提高体内抗氧化酶的活力。用乙醇提取野福白菊中的黄酮类化合物，经药理实验发现具有显著的抗氧化作用，且抗氧化作用随着药液浓度的增加而增强，具有明显的量效关系。

7. 抗肿瘤作用

由福白菊为原料制备的菊藻丸为菊花和海藻的复方制剂，临床用于多种恶性肿瘤的治疗。体外抑癌实验发现，菊藻丸具有直接细胞毒作用，在 2.86 mg/mL、28.6 mg/mL 药物浓度对小鼠淋巴白血病细胞 L1210 细胞、人胃癌 803 细胞、人宫颈癌 Hela 细胞的生长有明显的抑制作用。

五、临床应用

1. 治疗各种炎症

菊花栓综合疗法可治疗前列腺炎，用其全草干品的热水浸液擦洗可治疗药物性皮炎，还用于治疗慢性咽炎、慢性盆腔炎、呼吸道炎症、眼科炎症等疾病。

2. 治疗各种病毒性疾病

传染性软疣是由传染性软疣病毒所致的一种常见皮肤病。近年来，用菊花单味冲泡后口服，防治传染性软疣复发取得了较好的疗效。野菊花对病毒性肝炎有效，且贴敷治疗痄腮疗效确切。

3. 治疗肺结核咯血

菊花对肺结核的作用在《中药大辞典》中早有记载。复方柳菊片由旱柳叶、菊花、白花蛇舌草提取加工而成，具有清热解毒作用，常用于肺结核病的治疗，且疗效显著。

4. 家禽家畜疾病

近年来，关于菊花及其制剂用于家禽家畜疾病的治疗，或以草代药治疗家禽家畜疾病的报道不断出现。也有人用菊花制剂来治疗奶牛乳房炎。因此，可以开发菊花作饲料添加剂，拓展菊花的应用范围。

5. 其他应用

菊花色泽金黄，芳香甘醇，茶饮有生津止渴、清热解毒、益肝明目、降压减肥等功效，具有较高的药用保健价值，是四季皆宜的健康饮品。此外，在食品、化妆品、保健品行业，尤其是口腔保健方面都已得到广泛应用。

六、日常保健用途

1. 分类

福白菊系列：主要有福白菊花茶、福白菊宝茶、富硒有机菊花茶、洋参菊花茶、菊花八宝茶、菊花休闲茶等品种。选用大别山区山灵水秀、无任何污染的富硒有机鲜福白菊，采用先进的微波杀青、杀菌工艺烘烤菊花后精制而成。福白菊风味淡雅、品质纯正，符合人们崇尚自然、关爱健康的生活需要。

2. 饮用方式

菊的饮用：清香宜人的甘菊适合泡茶饮用，湖北麻城福田河镇一带产的白菊更是上选。泡饮菊花茶时，最好用透明的玻璃杯，每次放上四五粒，再用沸水冲泡 2～3min 即可。待水七八成热时，可看到茶水渐渐酿成微黄色。每次喝时，不要一次喝完，要留下三分之一杯的茶水，再加上新茶水，泡上片刻，而后再喝。

3. 常见保健茶饮

① 菊花山楂茶：取菊花 10g，加山楂、金银花各 10g，代茶饮用，能化淤消脂，清凉降压、减肥轻身，适用于肥胖症、高脂血症和高血压患者。

② 三花茶：菊花、金银花、茉莉花均少许，泡水作茶饮，可清热解毒，适用于防治风热感冒、咽喉肿痛、痈疮等，常服更可降火，有宁神静思的效用。

③ 菊花蜜饮：菊花 50g，加水 20mL，稍煮后保温 30min，过滤后加入适量蜂蜜，搅匀之后饮用。具有养肝明目、生津止渴、清心健脑、润肠等作用。

④ 由白菊茶和上等乌龙茶制成的菊花茶，是每天接触电子污染的办公一族必备的一种茶。此茶具有去毒的作用，对体内积存的有害性的化学和放射性物质有抵抗、排除的疗效。

⑤ 取菊花 10g，桑叶、枇杷叶各 5g，研成粗末，用沸水冲泡代茶饮，可防秋燥，适于因秋燥犯肺引起的发热、咽干唇燥、咳嗽等病症后食用。本方尚有预防流感、流脑、乙脑、腮腺炎、水痘等作用。

⑥ 取野菊花 15g（鲜品加倍），沸水冲泡 10min，入冰糖 20g 溶化即可。每日 2 剂，代茶饮用，冲至无味。清热解毒、凉血明目。用于防治鼻咽癌。

参 考 文 献

[1]　裴珊珊，毕跃峰，田野．野菊花的研究进展［J］．河南中医学院学报，2007，22（6）：83～85

[2]　石兰萍，田琳琳，袁劲松，杨冬艳，操静．野菊花的研究概况［J］．中西医结合心脑血管病杂志，2005，3（5）：434～436

[3] 贾凌云，孙毅，王春阳．菊花总黄酮提取工艺研究［J］．中药材，2003，26（1）：35～36.

[4] 李英霞，彭广芳，王小梅．菊花的药理研究进展［J］．时珍国医国药，1998，9（6）：580.

[5] 刘金旗，吴德林，王兰．菊花中黄酮苷的含量分析［J］．中草药，2001，32（4）：308～310.

第八章

艾草

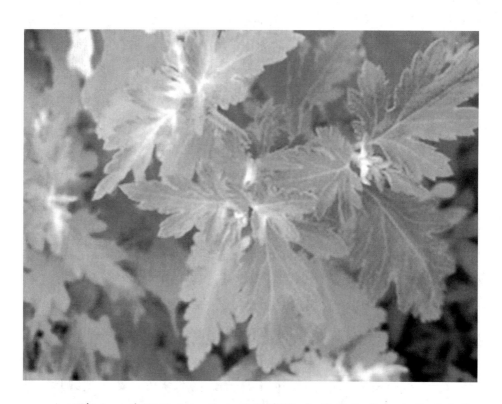

　　古时有个叫莫徭的人，见一头老象卧在芦苇丛旁，痛苦呻吟着。老象向莫徭示意前脚扎到了尖锐的竹钉上。莫徭急忙走到老象身旁，用力将竹钉拔出，鲜血随即涌出。旁边的小象拔起一把艾叶，举向莫徭。莫徭将艾叶塞在老象的伤口上，不多时血便止住了，老象竟能站起来走动了。后来，老象常带小象为莫徭耕田犁地。更为重要的是，人们从此认识到这普普通通的艾叶是一种天赐的良药。

一、简介

艾草（拉丁学名为*Artemisia argri*），别称遏草、冰台、香艾、蕲艾、艾蒿、灸草、艾绒等，为多年生草本植物。

1. 形态特征

植株有浓烈香气，主根明显，直径达 1.5cm；地下根茎分枝多，常有横卧地下根状茎及营养枝；茎单生或少数，高 80～250cm，有明显纵棱，呈褐色或灰黄褐色，基部稍木质化，上部草质；茎、枝均被灰色蛛丝状柔毛。叶厚纸质，上被灰白色短柔毛，并有白色腺点与小凹点，背面密被灰白色蛛丝状密绒毛；基生叶具长柄，花期萎谢；茎下部叶近圆形或宽卵形，羽状深裂，每侧有裂片 2～3 枚，裂片椭圆形，每裂片有 2～3 枚小裂齿；干后背面脉络多为深褐色或锈色，叶柄长 0.5～0.8cm；基部通常无假托叶；上部叶与苞片叶羽状浅裂或不分裂，为椭圆形或长椭圆状披针形。

头状花序椭圆形，直径 2.5～3.5mm，近无梗，每数枚至十余枚在分枝上排成小型的穗状或复穗状花序，另在茎上再组成狭窄、尖塔形的圆锥花序，花后头状花序下倾；总苞片 3～4 层，覆瓦状排列，外层总苞片小，草质，呈卵形或狭卵形，背面密被灰白色蛛丝状绵毛，边缘膜质，中层总苞片较外层长，长卵形，背面被蛛丝状绵毛，内层总苞片质薄，背面近无毛；花序托小。雌花一般有 6～10 朵，花冠紫色狭管状，檐部有 2 裂齿，花柱细长，先端 2 叉；两性花 8～12 朵，花冠管状或高脚杯状，外面有腺点，檐部紫色，花药狭线形，花柱与花冠近等长，先端 2 叉，花后向外弯曲，叉端截形，并有睫毛。瘦果长卵形或长圆形。花果期 7～10 月。

2. 分布

艾草喜向阳而排水顺畅的环境，适应性强，通常生长于路旁、荒野、草地，以湿润肥沃的壤土为佳。在我国主要分布于东北、华北、华东、华南、西南一带。此外，朝鲜半岛、日本、蒙古也有分布。

3. 蕲艾

蕲春是医圣李时珍故里，是全国知名的中医药之乡。作为艾草的一种，蕲艾是蕲春道地中药材。2011 年 1 月，蕲艾被列为国家地理标志产品，作为"蕲春四宝"之一，历史悠久，闻名中外。《本草纲目》记载："自成化以来，则以蕲州者为胜，用充方物，天下重之，谓之蕲艾。"蕲艾入肝、脾、肾经，内服理气血、逐寒温、温经止血、安胎温胃，外用除湿止痒、杀菌消毒，灸用通经活络、透经除邪。蕲春民间有谚语"家有三年艾，郎中不用来。"

据现代化学分析，蕲艾含 17 种已知化合物，茎和叶均可以入药，有调经止血、安胎止崩、散寒除湿之效。可治月经不调、经痛腹痛、流产、子宫出血，根治风湿性关节炎、头风、月内风等。因它可削冰令圆，又可炙百病，为医家最常用之药。

二、主要化学成分

1. 挥发油类化合物

已确定成品艾叶中挥发油的含量为 0.20% ～ 0.35%，炮制品中含量降低为 0.07% ～ 0.15%。生艾叶中挥发油含量为 0.35%，醋艾炭中挥发油含量为 0.015%，艾叶经炮制成醋艾炭后挥发油含量明显降低。挥发油是艾叶的毒效成分，挥发油总含量的降低可能是其毒性降低的原因之一。生艾叶经炮制成醋艾炭后成分发生很大变化，醋艾炭挥发油鉴定出 47 种成分，占挥发油总量的 78.48%；生艾叶挥发油中鉴定出 44 种成分，占挥发油总量的 72.50%。其中醋艾炭中检出新成分 37 种，保留有效成分 11 种。

No.	名称	分子结构
1	α-松油烯	
2	β-松油烯	
3	γ-松油烯	
4	4-萜烯醇	
5	β-水芹烯	
6	α-松油醇	
7	2-莰酮	
8	2-莰醇	
9	桉叶油醇	
10	莰烯	
11	α-蒎烯	
12	β-蒎烯	

No.	名称	分子结构
13	α-侧柏酮	
14	β-侧柏酮	
15	石竹烯	
16	石竹烯氧化物	
17	丁香油酚	

2. 艾灸烟雾化学成分

对艾烟中的化学成分进行分析，结果表明含量最多的是萘、氨水、戊丁醇、葵酸，其余为低级的醇、酸、烯、胺类化合物、CO 和 CO_2 等。艾叶含萜烯类化合物，燃烧过程中会产生多环芳烃类致癌物质，萘的形成即是一个证明。通过测出清艾条、含雄黄药艾条、去雄黄药艾条烟雾中焦油及砷的含量，推算出灸燃 1 支艾条（30g）相当于 20～40 支中等焦油的卷烟所产生的烟雾；若是含雄黄药艾条，还以 As_2O_3 的形式向空气中排放砷。

3. 黄酮类化合物

黄酮类是人们一直关注的天然自由基清除剂。近代研究发现，艾叶中含有大量的黄酮类化合物，艾叶中黄酮类成分可分为两种：黄酮和黄酮醇化合物，以游离黄酮为主。其中黄酮类成分主要有 5,7-二羟基-6,3′,4′-三甲氧基黄酮、5-羟基-6,7,3′,4′-四甲氧基黄酮、槲皮素和柚皮素等。艾叶黄酮类化合物的主要药理作用体现在抗衰老、增强机体免疫力、抗癌防癌等方面，并且起到清除自由基、抗氧化的作用。

No.	名称	分子结构
18	芹菜素	
19	木犀草素	
20	柚皮素	
21	槲皮素	
22	泽兰林素	
23	山柰素	
24	棕矢车菊素	

续表

No.	名称	分子结构
25	金圣草素	
26	圣草酚	
27	鼠李素	
28	高车前素	
29	5-羟基-6,7,3′,4′-四甲氧基黄酮	
30	矢车菊黄素	
31	蔓荆子黄素	

4. 萜类化合物

艾叶富含三萜类化合物和倍半萜及其聚合物,从艾叶中分离出三萜类成分,主要包括 α- 及 β-香树脂醇、β-谷甾醇、豆甾醇、α- 及 β-香树脂醇的乙酸酯、羽扇烯酮等。三萜类化合物具有广泛的生理活性，如溶血、抗癌、抗炎、抗菌、抗病毒、降低胆固醇、杀软体动物、抗生育。

No.	名称	分子结构
32	柳杉二醇	
33	魁蒿内酯	
34	1-氧-4β-乙酰氧基桉叶-2,11(13)-二烯-12,8β-内酯	
35	1-氧-4α-乙酯氧基桉叶-2,11(13)-二烯-12,8β-内酯	
36	arteminolide A	
37	arteminolide B	同上 R=
38	arteminolide C	同上 R=
39	arteminolide D	同上 R=
40	artanomaloide	

No.	名称	分子结构
41	artanomaloide A	同上 R =
42	artanomaloide C	同上 R =
43	α-香树脂醇	
44	β-香树脂醇	
45	木栓酮	
46	α-香树脂酸乙酸酯	
47	β-香树脂酸乙酸酯	
48	羽扇烯酮	
49	β-谷甾醇	

续表

No.	名称	分子结构
50	豆甾醇	

5. 其他成分

在艾叶煎煮液中分离出 8 种微量元素（K、Na、Ca、Mg、Cu、Fe、Zn、Mg），且发现除钾、钠的溶出率较高以外，其余元素的溶出率都较低。艾叶中还含有鞣质、多糖等化合物。

三、药材鉴别

1. 性状鉴别

茎类圆柱形，长短不一，直径可达 5mm，绿色，表面有纵棱，可见互生的枝、叶或叶基。上部有较密的柔毛。质坚脆，易折断，断面纤维性，中央有白色髓。叶皱缩或已破碎，完整叶片展平后二至三回羽状深裂，裂片线形，两面均被柔毛。头状花序较多，半球形，直径 3～6mm，总花梗细瘦，总苞叶线形，总苞片 2～3 列，边缘有白色宽膜片，背面被短柔毛；花托卵形；边缘为雌花，内层花两性，均为管状。成熟花序可见倒卵形的瘦果。气浓香，味微苦。

2. 显微鉴别

（1）茎横切面：多边形。表皮一列细胞，外被丁字毛，细胞多径向，较长。内皮层凯氏点明显。维管束鞘纤维壁厚木化。韧皮部较宽。形成层不明显。维管束排列成环，导管多边形，2～12 个成群，排列成单列。木纤维分布面积大，细胞壁厚化。射线单列，胞腔内有内含物。树脂道散生髓部。髓大，周边的细胞壁厚化。

（2）叶横切面：上、下表皮细胞各 1 列，外被角质层；赤见多数丁字毛或其残基；上、下表皮均有气孔，但以下表皮较多。栅栏组织 1～2 列细胞，海绵组织数列细胞。主脉处表皮下具厚角组织。主脉维管束常为 1 束。

（3）粉末特征：灰白色。

① 非腺毛甚多，多丁字形，长 3～5mm，无色，表面光滑，胞壁微厚。

② 纤维多碎断，成束或单个散在，直径 9～36μm，胞壁厚略弯曲，腔狭，纹孔稀少或缺。

③ 导管少见，以网纹导管为主，赤有螺纹、梯纹和具缘纹孔，直径 12～35μm。

④ 结晶甚多，单个，形状不一，大小为 23～92μm，不溶于盐酸。

⑤ 薄壁细胞多数，四边形，多边形或类圆形，无色，有少数纹孔。

四、主要药用价值

1. 抗菌、抗病毒作用

艾叶挥发油对革兰氏阳性菌有一定抑菌作用。艾烟熏对常见的化脓性细菌有显著抑制作用，对许兰氏黄癣菌、同心性毛癣菌、红色毛癣菌、絮状表皮癣菌、铁锈色小芽孢癣菌、足趾毛癣菌等致病性皮肤真菌均有抗真菌作用，对腺病毒、鼻病毒、流感病毒和副流感病毒有显著抗病毒作用。

2. 抗肿瘤作用

艾属植物中分离出来的棕矢车菊素可以作为一种致癌基因抗化剂，对癌蛋白有抑制作用。艾叶有抗癌细胞增殖作用，对消化道肿瘤、脊髓肿瘤、子宫肌瘤、肺癌、乳腺癌和结肠癌都有抑制作用。艾叶中的苦艾素对含铁多的细菌具有很强的杀伤力，能够集中力量杀死受到感染的细胞；也可增加癌细胞的含铁量，使癌细胞和苦艾素接触，杀死癌细胞。

3. 平喘、消炎作用

艾叶油具有稳定气管、减轻由组织胺引起的支气管平滑肌的收缩作用，在慢性支气管炎治疗过程中有平喘、止咳、祛痰的功效。还有研究表明，艾叶提取物中的异泽兰黄素具有消炎抗氧化作用。

4. 利胆作用

艾叶油混悬液可使正常小白鼠胆汁流增加。给药小白鼠和未给药小白鼠相比，胆汁流量相差明显，这一实验结果显示其有明显的利胆作用。

5. 止血与抗凝血作用

通过研究艾叶不同炮制品对实验性炎症及出血、凝血时间的影响表明，生艾叶、醋艾叶可使凝血时间延长，醋艾炭、艾叶炭、煅艾炭则可缩短凝血时间；醋艾叶、醋艾炭、煅艾炭、艾叶炭均可使出血时间缩短。大量药理实验表明，艾叶主要通过降低毛细血管的通透性、抗纤维蛋白溶解起到止血效果的。

6. 对心血管系统作用

艾叶油对离体蟾蜍心脏、离体兔心脏的收缩力有抑制作用，其能对抗肾上腺素和组胺引起的心脏收缩。药理实验表明，艾叶油可以显著抑制心脏的收缩力，对心率影响不大，但可引起房室传导阻滞现象。

五、临床应用

艾草为中医临床常用药之一，且现代应用日趋广泛。除用于传统主治范围内的妇科疾病外，还广泛应用于呼吸系统疾病、消化系统疾病、皮外科疾病以及风湿痹痛、癌症、疟疾及小儿阴缩症等多种疾病的治疗，并取得了较好的疗效。

1. 治疗妇科疾病

① 崩漏：用艾叶、阿胶、川芎、当归、白芍生地甘草为基本方剂治疗妇女下血症，如崩漏、胎漏、产后恶露不尽、取环出血、人流后出血等。

② 痛经：用艾叶红花饮（艾叶、红花各 5g）治疗痛经效果较好。有用艾叶 15g，煮鸡蛋 2 个，食蛋喝汤治疗痛经亦有显效。根据不同类型痛经，以艾叶为主加不同的中药治疗，对寒湿凝滞型、气滞血癖型均取得较好疗效。

③ 胎动不安：艾叶有安胎作用，民间多有应用。

④ 不孕症：用艾叶、香附、当归、黄芪、吴茱萸、川芎、白芍、地黄、肉桂、续断为基本方剂加水煎服，可治疗原发性不孕症。

⑤ 宫外孕：可用艾叶、阿胶、川芎、当归、熟地、白芍等为基本方剂，治疗宫外孕。

2. 治疗呼吸系统疾病

① 支气管炎及支气管哮喘：用艾叶油胶丸内服或艾叶油气雾剂，治疗慢性支气管炎，临床治疗效果显著。用艾叶油加入到湿化瓶内给病人吸入，可以缓解哮喘症状。艾叶油胶囊内服，可用于治疗支气管哮喘。

② 肺结核喘息症：用 10% 艾叶煎液内服，用时内服异烟肼，治疗肺结核喘息症，临床治疗效果佳。

③ 感冒、咳嗽：有报道用艾叶、苍术制成蚊香点熏以预防流行性感冒，其流感发病率与空白对照组比较，有显著差异（$P < 0.01$）。有介绍用艾叶 30～50g，放入 1500mL 沸水中煎煮 15min，取煎液熏洗双脚，每晚睡前 1 次，每次 15～20min，对咳嗽有显著疗效。

④ 鼻炎：在应用艾叶油治疗慢性气管炎和哮喘时发现，伴有变态反应性鼻炎症状者用之也得到显著改善，症状均消失或有明显减轻，总有效率达 100%。

3. 治疗消化系统疾病

① 肝炎：艾叶注射液（为艾叶 2 次蒸馏液，含艾叶生药为 1g/mL）每日肌注 1 次，每次 4mL，疗程 1～2 个月，治疗迁延性肝炎、慢性肝炎和肝硬化取得较好疗效。洛阳制药厂用艾叶制成肝舒注射液（含艾叶生药 2g/mL）治疗肝炎等肝病，亦有较好疗效。

② 痢疾：用 20% 艾叶煎剂每日 4 次，每次 40mL 内服，治疗细菌性痢疾，治愈率超高。

③ 泄泻：把艾绒放手掌上搓热，敷脐治疗小儿脾肾阳虚泄泻，效果明显。此外，以艾叶为主，治疗外受寒邪、内停食滞之泄泻，效果不错。

4. 治疗皮外科疾病

① 烫伤：在常规治疗中加用艾条点燃烟熏小儿烧伤创面，疗效甚好。用艾油烧伤膏（艾叶经馏法制得挥发油，配以冰片及辅料制成）涂敷患处治疗浅 I°～II°烧伤，治愈率近 100%，艾油烧伤膏较传统疗法相比，治愈时间明显缩短。

② 新生儿硬肿症：艾叶液（或用艾叶药渣）热敷配合复温可治疗新生儿硬肿症。

③ 阴囊瘙痒：用艾叶、千里光各 30g 煎液浸洗患部，治疗效果好，总有效率达 90%。

④ 皮肤溃疡：三叶汤（艾叶、茶叶、女贞子叶及皂角各 15g）外洗或湿敷患部，可治皮肤溃疡，治愈率近 100%。

⑤ 过敏性皮炎：用艾叶油胶囊内服。

⑥ 跖疣：杜连生应用艾叶 200g，白矾 100g，水煎液温泡患足 30min，可治愈跖疣。

5. 其他应用

① 痹痛：艾叶 300g，陈米醋 150g，拌匀，趁热敷患部治疗肩痹，治疗效果好，总有效率 94.8%。用羌艾合剂加水煎汤熏洗患脚

可有效治疗风湿性关节炎、类风湿性关节炎、急性软组织损伤等引起的疼痛。

② 肿瘤：野艾注射液肌注、野艾片口服，对胃癌、乳腺癌等有一定疗效。

③ 疟疾：艾叶水煎剂每日 2 次或疟发前 3h 服，连服 3～6 天，能制止发作，有效率达 100％。

④ 小儿阴缩症：艾叶和酒炒热敷会阴、阴囊及耻骨处可治小儿阴缩症。

六、已上市药物

除传统剂型（如汤、丸、散、酒、灸及熨剂）外，现已研制成各种复方及微型灸剂、胶囊剂、贴剂、β-环糊精包含物、滴丸剂注射剂、胶囊剂、气雾剂、片剂、口服液、油剂等新剂型，从而为提高艾叶疗效、降低副作用、方便使用等发挥了重要作用。如草酸艾司西酞普兰（用于治疗抑郁障碍，治疗伴有或不伴有广场恐惧症的惊恐障碍），艾叶复方消毒剂（良好杀菌效果），复方野艾注射液（治疗内痔、混合痔），艾叶油软胶囊（止咳、祛痰），肝舒注射液（治疗各类肝炎）。

七、食用价值

艾叶味辛、苦，性温；归脾、肝、肾经；芳香温散，可升可降；具有温经止血，散寒止痛，降湿杀虫的功效；主治月经不调、痛经、宫寒不孕、胎动不安、心腹冷痛、吐血、衄血、咯血、便血、崩漏、妊娠下血、泄泻久痢、带下、湿疹、疥癣、痈肿、痔疮。灸治百病。

1. 母鸡艾叶汤

做法：老母鸡 1 只，艾叶 15g。将老母鸡洗净，切块，同艾叶一起煮汤，分 2～3 次食用。月经期连服 2～3 剂。

功效：补气摄血，健脾宁心；适用于体虚不能摄血而致月经过多，心悸怔忡，失眠多梦，少腹冷痛等。

2. 艾叶甜汤

做法：艾叶 15g，白糖 20g，共煮汤饮用。

功效：经来烦躁，尿赤灼痛，口干口苦，喜冷水，便秘难下，舌红苔黄，脉数无力。宜清热利湿，活血化瘀。

3. 艾叶饼子

做法：将五月艾叶打成浆，再用糯米粉做成艾叶饼，口感上有很香浓的艾叶香，并有少许的艾叶苦味，吃后齿颊留香。

功效：有美容功能，是客家妇女坐月子必吃的点心，还可治感冒。

4. 艾叶阿胶粥

做法：阿胶 20g，干艾叶 10g，红糖 1 大匙。干艾叶先以 3 碗清水煎煮 20min，倒出药汁。将阿胶捣碎，加入药汁中煮至完全溶解（边煮边搅），加红糖拌匀。月经期间经量过多时服用。

功效：温经止血，散寒止痛，适用于痛经、小腹冷痛的调理。汉方把艾叶当作止血剂，因其能缩短出血、凝血的时间，故喝艾叶汁可改善月经量过多或经期过长。阿胶所含的胶蛋白，能帮助血液凝固，故有止血作用；同时又可以加速细胞和血红蛋白的增长，具有养血的功效。阿胶滋阴补虚、益肺，常用于功能失调型的子宫出血、血虚等症状。

5. 艾叶煎鸡蛋

做法：将艾叶洗净后剁碎，加入鸡蛋搅匀，加入盐、胡椒粉，锅热加油，煎熟即可。

功效：令人开胃。

6. 艾叶肉圆

做法：把肉和艾叶分别剁碎，加入适量盐、姜、味精、花生油、生粉、鸡蛋拌匀，然后用常法加工成肉圆或肉饼。可水煮、油煎、清蒸。

功效：暖胃。

7. 艾叶水糕

做法：取适量艾叶、黏米、糯米、砂糖，将艾叶阴干，然后与黏米或糯米一起浸泡 2h，用打浆机磨成米浆，加入砂糖，煮成糊状，入铜盆蒸 60min，冷却后切糕食用。

功效：延年益寿。

8. 艾叶蒜汤

做法：大蒜 50g，生荷叶 20g，生艾叶 20g，生侧柏叶 20g，鲜生地 20g，将材料混合一起捣成泥，以水煎服。

功效：可平逆气、止血。

9. 艾叶红糖水

做法：生姜 5 片，大枣 5 枚，艾叶 15g，红糖适量，水煎服。

功效：用于痛经。

10. 姜艾鸡蛋

做法：生姜 15g，艾叶 10g，鸡蛋 2 个，加水适量煮熟后，蛋去壳放入再煮，饮汁吃蛋。

功效：改善月经量过多或经期过长。

11. 面粉蒸艾叶

做法：将新鲜艾叶去掉硬梗、枯叶，用清水将泥沙淘净，然后按 1kg 艾叶拌 250g 面粉的比例，掺匀拌散，铺入笼屉蒸约 30～40min 后出锅。蒸熟的艾叶呈灰白色，无浓烈的芳香药味，盛在碗里，以香油、辣面、葱、蒜泥等调制的味料调入即可食用。

功效：开胃暖胃。

12. 艾叶饺子

做法：艾叶 300g，切碎，取适量葱、豆芽、豆腐切碎，材料放一起混合拌匀，加盐、味精调味做成馅。用面皮包馅成饺子形状，蒸食或水煮均可。

功效：增进食欲。

13. 艾叶菜团

做法：将艾叶切碎，放适量面粉，配以水和盐，揉面团，做成大小适中的艾叶菜团，入锅中蒸熟即可。

功效：通气血、还寒湿、止血、安胎。端午节前后的艾叶尤其清嫩味鲜，能开胃健脾、增进食欲。

参 考 文 献

[1] 梅全喜，徐景远. 艾烟的化学成分及药理作用研究进展 [J]. 时珍国医国药，2003，8：68～69.

[2] 刘华晓，张艳玲，杨克梅. 胶艾汤的临床运用 [J]. 河南中医，2004，3：16.

[3] 费新应，余珊珊，刘正新. 蕲艾煎剂抗肝纤维化作用的临床研究 [J]. 中西医结合肝病杂志，2007，2：78～81.

[4] 王新芳，董岩，孔春燕. 艾蒿的化学成分及药理作用研究进展 [J]. 时珍国医国药，2006，17 (2)：174～175.

[5] 陆海峰，罗建华，张丽丹等. 桂西艾叶总黄酮的超声波提取工艺研究 [J]. 微量元素与健康研究，2007，24 (5)：21～23.

[6] 吴娜，孙智达. 艾叶黄酮体外抗氧化活性及对 DNA 氧化损伤的保护研究 [J]. 食品科学，2008，29 (10)：47～50.

[7] 袁慧慧，殷日祥，陆冬英等. 艾叶提取工艺及抗氧化活性的研究 [J]. 华东理工大学学报，2005，31 (6)：768～771.

[8] 匡海学. 中药化学 [M]，北京：中国中医药出版社 .2003.

第九章

山 药

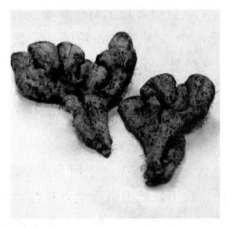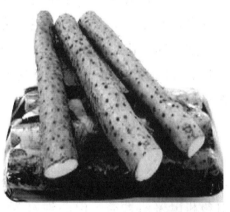

　　相传在古代汤阴农村，有一对夫妇，心地不善，这媳妇总盼着婆母早亡，每天只给婆母吃一碗稀粥，一段时间以后，婆母浑身无力，卧床不起。这个事儿让村里的一个老中医知道了，他将计就计，想出了一个主意。他把这一对夫妇叫来，给了他们一种药粉，说把这个药粉和在粥里吃，保管活不到百日。这小两口回去以后就照这个方法，把药粉和在粥里，天天给她婆母吃。让他们没想到的是，十天之后，老婆婆竟能够起床活动了，并且三个月以后，老人被养得白白胖胖。婆婆身体好了，在村里边逢人就夸儿子媳妇对她好。这对夫妇此时方知老中医的良苦用心，想起以前所作所为，真是羞愧难当。老中医因势利导，告诉他们，那个药粉其实是山药磨成的粉。经过这番调教，小两口变成了一对孝顺的夫妇。这一味"山药"挽救了一家三口，从此山药的故事成为一段佳话流传至今。

一、简介

山药（拉丁学名为 *Dioscorea opposita*），别名山薯、土薯、山芋、薯蓣、玉延等。为多年生草质缠绕藤本。

1. 形态特征

块根的肉质肥厚，略呈圆柱形，垂直生长，长约 40～90cm，直径 2～9cm，外皮土黄色，生有多数须根，端面白色带黏性。茎细长，光滑无毛，有细纵棱。叶在茎下部互生，至中部以上对生，很少有 3 叶轮生；叶片三角状卵形或成三角形，7～9 月开花，花极小，黄绿色，排成穗状花序生于叶腋。9～11 月结果，果实三棱，有翅，顶端及基部近圆形，表面有白色粉状物。种子周围有薄膜质翅。根块在冬季采挖为佳，晒干备用。

2. 分布

山药广布于全球的温带和热带地区，在我国主产于河南省北部、湖北省武穴、山东、河北、山西等地。我国栽培的山药主要有普通的山药和田薯两大类。山药性喜光，忌水涝，耐寒性差。适宜排水良好、肥沃疏松的土壤中生长。因生长地质不同，地下茎呈圆柱形或椭圆形，肉质肥厚。其中普通的山药块茎较小，尤以河南焦作境内的博爱、沁阳、武陟、温县等县所产山药名贵，习称"怀山药"，素有"怀参"之称，为全国之冠。现国内的山药已申请了国家地理标志保护产品的有：河南焦作的"铁棍山药"，山东菏泽市陈集镇的"陈集山药"，湖北武穴的"佛手山药"，以及湖北蕲春的"蕲山药"。

3. 武穴佛手山药

2009 年 6 月，中华人民共和国国家质量监督检验检疫总局 2009

年第 58 号公告宣布："武穴佛手山药"获国家农产品地理标志认证，保护范围为湖北省武穴市梅川镇、余川镇 2 个乡镇现辖行政区域。武穴佛手山药生长在大别山南麓，因其生长对地理位置的苛刻要求，仅武穴市（广济县）北部局部生长良好，属无公害绿色食品。武穴山药有三个品种：一是扁根种，形似掌状；二是块根种，形似马蹄；三是长根种，形似棒状。前两种质量较好。一般年产 500 万斤左右。近几年来，山药生产大有发展，最高年种植 2 万多亩，单产 1500 多公斤，总产 30000 多吨，行销鄂东地区和长江中游各大中城市，并为山药系列产品注册了商标，如武穴"济生"牌鲜食佛手山药、"佛掌"牌山药羹、"万星"牌山药面等，树立起武穴佛手山药自己的品牌。

4. 蕲山药

蕲山药是湖北省黄冈市蕲春县的特产，蕲山药形似棒槌，棒长 20～30cm，重 100～500g，鲜品表皮色黄亮，有须根，内质色白细腻而多汁，味清爽香甜，煮食汤色纯白，糊厚滑爽，营养丰富，深受消费者青睐。已申请批准为国家农产品地理标志保护产品。

蕲山药划定的产地地域保护范围为蕲春县青石镇、刘河镇、漕河镇等 3 个镇 577 个行政村。地理坐标为东经 $115°44'00''～115°55'00''$，北纬 $30°14'00''～30°28'00''$。这里属亚热带季风性湿润气候，雨量充沛，光照充足，气候温和，四季交替明显。山药生长期为 10 个月，蕲北山区的冲积物作为山药生长的土壤。独特的自然生态环境下生产的山药，营养成分非常高。2013 年，蕲春县农业技术推广中心申报的"蕲山药"通过农业部农产品质量安全中心审查和组织专家评审，实施国家农产品地理标志登记保护。

二、主要化学成分

1. 蛋白质与氨基酸

研究表明山药的粗蛋白含量平均为 8％，其中新鲜山药含 3.59％

的粗蛋白。总氨基酸含量为3％，其中必需氨基酸的含量达1％。游离氨基酸以丝氨酸、精氨酸含量最高。用氨基酸分析仪测定了山药中各种氨基酸的组成，结果表明：山药中含有缬氨酸、苏氨酸、蛋氨酸、异亮氨酸、苯丙氨酸、亮氨酸和赖氨酸等17种氨基酸，总氨基酸质量分数为7％，其中人体必需氨基酸的含量占总氨基酸含量的25％。因此，山药含有较丰富的蛋白质和较多种类的氨基酸，且必需氨基酸齐全，营养价值较高。

2. 脂肪酸

研究结果显示，共有27种脂肪酸，饱和脂肪酸18种，占脂肪酸总量的51％。主要成分为十六酸，其中奇数碳脂肪酸有8种，不饱和脂肪酸有9种，占总量的49％，主要为亚油酸、油酸和亚麻酸。佛手山药的营养保健作用与其含有较多对人体有益的不饱和脂肪酸和奇数碳脂肪酸有关。

3. 多糖类成分

山药主要活性成分就是多糖，也是近年来山药研究的热点。但由于山药多糖的组成和结构比较复杂，不同的研究者提取分离出了不同的山药多糖，其中有均多糖、杂多糖、糖蛋白等，不仅相对分子质量从数千到数百万不等，其多糖含量和糖基组成也各不相同。有研究从山药块茎中提取到一种具有免疫调节和抗肿瘤作用的山药多糖RDPS-Ⅰ，其糖基组成为葡萄糖、半乳糖和甘露糖，糖基摩尔比为1:0.4:0.1，分子量为41000kD。经分离提取纯化得到山药水溶性多糖，发现经DEAE层析后的多糖为均一组分，属于水溶中性多糖。经薄层层析以及GC-MS分析测定该中性糖为葡萄糖和甘露糖组成，其摩尔比为0.56:0.44，红外光谱和NMR谱分析显示该中性糖有α-异构体吡喃己糖环，它们归属为α-D-葡萄糖和α-D-甘露糖。从山药中提取粗多糖RDP，进行纯化分离，得到均一的多糖RP，红外光谱分析其具有β-糖苷键，PC分析其单糖组成为葡萄糖、D-甘露糖、D-半乳糖。

4. 酯类等成分

采用硅胶柱色谱分离纯化山药乙醇提取物，分离并鉴定了 12 个化合物，分别为棕榈酸、β-谷甾醇、油酸、柠檬酸单甲酯、柠檬酸双甲酯、柠檬酸三甲酯、β-谷甾醇醋酸酯、5-羟甲基糠酸、壬二酸、β-胡萝卜苷、环苯丙氨酸-酪氨酸、环酪氨酸-酪氨酸。

5. 微量元素

使用等离子发射光谱法测定出山药含有的 29 个元素，其中 P 含量最高，Cu、Co、Fe、Zn、Cr 等离子含量次之。对山药及土壤样品的元素含量测定结果表明，山药中 K 含量最高，其次为 P、Na、Mg、Ca 等，其中 K、P、Na 在山药中的含量明显高于土壤中的含量，表明山药对这些元素有富集作用。应用电感耦合等离子体光电直读光谱仪分别对怀山药和土壤样品进行了微量元素全分析，结果表明不同产地山药对无机元素的富集能力不同，无机元素含量差异明显，怀山药中 Cu、Nb、Ca 含量最高，对 P、Sr、Zn、Cu、K、Na 的富集能力均大于其他产区山药。微量元素的神奇表现在人体的含量很低，但生理作用巨大。微量元素在体内各司其职，又相互配合，例如锌可维持机体的正常发育和免疫功能，并可保护皮肤，促进伤口愈合，养护周围血管；铁参与血红蛋白、细胞色素、肌肉和酶系统的构成；铜在造血系统、骨骼、神经系统和循环系统发挥作用；锰是多种酶的激活剂，与人体生长发育关系密切。

6. 其他成分

山药中还含甘露聚糖、3,4-二羟基苯乙胺、植酸、尿囊素、胆碱、多巴胺、山药碱、糖蛋白、多酚化酶等。

三、药材鉴别

1. 理化鉴别

（1）本品粗粉 5g，加水煮沸，过滤，滤液供试验用。

① 取滤液 1mL，加 5％氢氧化钠液 2 滴，再加稀硫酸铜液 2 滴，呈蓝紫色。（检查蛋白质）

② 取滤液 1mL，加费林氏试液 1mL，水浴上加热，发生砖红色沉淀。（检查还原糖类）

③ 取滤液于滤纸上，滴加 1％茚三酮丙酮液，加热后立即显紫色。（另外以空白试剂对照为负反应）。（检查氨基酸）

（2）取药材粉末或切片少许，加浓硝酸 1mL，呈鲜黄色。（检查蛋白质）

2. 性状鉴别

略呈圆柱形，稍扁而弯曲，长 15～30cm，直径 1.5～5cm；质坚实，不易折断，断面白色，颗粒状，粉质，散有浅棕黄色点状物。表面呈黄白色或棕黄色，有明显纵皱和栓皮未除尽的痕迹，并可见少数须根痕。无臭，味甘，微酸，嚼之发黏。

3. 显微鉴别

块茎（直径 1～2.3cm）的横切面：商品已去外皮，基本组织中黏液细胞类圆形，直径 34～85μm，长 85～115μm，内含草酸钙针晶束，长约 52μm。维管束外韧型，四周有一列薄壁性维管束鞘；后生木质部导管直径约至 50μm。树脂道分布在薄壁细胞间，充满黄褐色树脂状物。淀粉粒众多，类圆形、长圆形或三角状卵形，直径 6～17μm，长 17～31μm，脐点点状、飞鸟状，位于较小端，大粒层纹明显。

四、主要药用价值

现国内外对山药活性成分的药理研究主要集中在山药多糖的研究上，从目前的研究成果中我们总结出山药多糖具有如下作用。

1. 免疫调节作用

通过山药多糖对环磷酰胺（CY）致免疫抑制小鼠免疫功能的影

响，结果表明山药多糖可明显提高免疫抑制小鼠外周 T 细胞和淋巴细胞转化率。检测了山药多糖（RDPS-Ⅰ）对小鼠血清溶血素的影响，结果表明 RDPS-Ⅰ只有达到一定程度后才能显著提高小鼠血清溶血素的活性。在调节免疫方面，RDPS-Ⅰ可不同程度提高 T 淋巴细胞增殖能力、NK 细胞活性、血清溶血素活性、血清 IgG 含量，也能增强巨噬细胞的吞噬能力，既具非特异性免疫功能又有提高特异性细胞免疫和体液免疫的功能。

2. 抗突变作用

采用 Ames 标准平板掺入法测定抗突变作用，结果表明山药活性多糖对致突变性均有显著的抑制作用，并认为受试物促进突变细胞修复的作用不是山药活性多糖抗突变作用的主要方式，山药活性多糖的抗突变作用主要是通过抑制突变物对菌株的致突变作用而实现的，不排除去突变作用。

3. 体外抗氧化活性

山药水溶性多糖能降低维生素 C-NADPH 及半频哪醇酸诱发的微粒体过氧化脂质的含量，并对黄嘌呤-黄嘌呤氧化酶体系产生的超氧自由基及 Fenton 反应体系产生的轻自由基有清除作用。此外，山药多糖还具有抗肿瘤、降血糖等作用。

五、临床应用

1. 治疗 β-受体过敏性窦性心动过速

采用中药（茯苓、麦冬、丹皮、桑寄生、熟地、山茱萸、山药、泽泻等）治疗 β-受体过敏性窦性心动过速 21 例，并作治疗前后自身对照。结果表明：休息时平均心率从治疗前的 107.95 次/min 降到了 82.90 次/min，平均下降 25.02 次/min，治疗前后有显著性差异。

2. 治疗Ⅱ型糖尿病气阴两虚夹瘀症

临床上，常用消渴灵胶囊治疗Ⅱ型糖尿病气阴两虚病症，该胶囊由山药配以中药材人参、熟地黄、黄芪、麦东等制成，适宜于各期糖尿病患者，治疗效果佳。此外，自制的山药南瓜粥对Ⅱ型糖尿病气阴两虚病也有治疗作用。

3. 肠易激惹综合征

采用以山药、柴胡为主药配成的抑肝扶脾温肾汤，辅以丽珠肠乐和心理疗法可有效治疗肠易激惹综合征。本法具有抑肝、解痉、镇静、抗过敏等功效。在慢性阻塞性肺气肿、顽固性耳鸣、小儿厌食症、肿瘤化疗后出血症等病症的治疗上也有较好的疗效。

六、已上市药物

1. 参麦软胶囊

参麦软胶囊方中诸药合用能增强人体免疫力，减轻抗肿瘤、放化疗引起的气阴两虚之症状。参麦软胶囊针对气阴两虚这一症状采用益气养阴的治法，在治疗时同时考虑补气和补阴，选用具有补气温阳功效的红参和具有养阴润肺功效的麦冬作为君药，起到补气养阴的作用，辅以南沙参、黄精增强疗效，配用山药、枸杞子滋补肝肾达到治病求本的目的。多味中药合用不仅起到了良好的免疫调节功能，而且还能够延缓衰老、抗辐射损伤、降血脂、抗氧化以及促进肿瘤细胞凋亡。参麦软胶囊在治疗因气阴两虚之心血管疾病、对抗肿瘤及减轻放疗的毒副作用、抗辐射、抗疲劳、抗衰老上疗效显著。

2. 固本益肠片

固本益肠片是由党参、白术、补骨脂、山药、黄芪、炮姜、当归、白芍等药材组分复合而成，用于治疗溃疡性结肠炎、慢性结肠炎、慢性腹泻。

七、食用价值

山药是药食同源的滋补佳品，性平，味甘，入肺、脾、肾经。不燥不腻，是健脾补肺、益肾固精的佳品。《本草纲目》记载，山药具有"益肾气、强筋骨、健脾胃、止泄痢、化痰涎、润皮毛、治泄精健忘"等功效，对身体虚弱、精神倦怠、食欲不振、消化不良、慢性腹泻、虚劳咳嗽、盗汗、妇女带下、尿频等症状有较好的食疗作用。《本草经读》有云："山药能补肾填精，精足则阴强…凡上品俱是常服食之物，非治病之药，故神农另提久服二字。"以下介绍几种山药的滋补药膳。

1. 药羹

做法：鲜山药50g，白糖适量。山药切成小块，加水煮熟，加入白糖少许，略煮片刻即成。

功效：每日服用1次。具有健脾固肾之功效。

2. 苹果山药散

做法：苹果干50g，怀山药30g，研碎，每次服用15g，加白糖适量，用温开水送服。

功效：本方苹果与山药配合，能益脾胃、助消化、止腹泻，可用于消化不良、食欲不振、慢性腹泻。

3. 山药蔗汁羹

做法：鲜山药60g捣烂，甘蔗汁250～300mL，隔水炖熟，每日2次，连服数日。

功效：可润肺止咳，生津润燥，宁心安神，适用于慢性支气管炎、咳嗽痰喘者服用。

4. 山药汤

做法：怀山药15g，怀牛膝15g，杜仲10g，生地10g，五味子6g，加水两杯，文火煎至一杯，每晚临睡前温服。

功效：可补脾补肾，对虚劳损伤、消瘦乏力、腰膝酸软的老年人有很好的补养作用，且不上火。

5. 山药蜂蜜饮

做法：怀山药15g，蜂蜜25g。山药放入锅内，加水300mL，大火煮开后，改小火煮 30min，沥去渣，汤汁留用。待汤汁温度降至70℃左右时，将蜂蜜倒入，搅拌均匀即可饮用。

功效：可滋补脾胃，润肠通便，对胃溃疡、便秘及肠胃功能紊乱者效果很好。

6. 山药玉竹白鸽汤

做法：怀山药 50g，鸽子 1 只，玉竹 10g，麦冬 10g，枸杞子 5g。先将氽过的鸽子肉放入锅中煎炒，然后加入高汤或开水，水开后将肉捞至汤罐中，再把洗净的药料放入锅中，煮熟后将汤倒进罐中，文火煮 90min，出锅前加入盐、味精、鸡精等调味料即可。

功效：可健脾补肺，滋养肺阴，益精血，益气，祛风解毒。主治肾精不足引起的虚弱。特别适合大病初愈的患者。

7. 半夏山药粥

做法：怀山药 30g，清半夏 30g，白砂糖适量。先将山药焙干研成细粉，另用半夏加水适量，煎煮 30min，去渣，取汁一大碗，加入山药末，再煮沸，酌加白糖和匀。每日早晚空腹服食。

功效：有燥湿化痰，降逆止呕之功效，适用于呕吐兼见胃纳不振、咳痰白黏等症者服用。

8. 山药羊肉粥

做法：羊肉 100g，鲜山药 100g，胡萝卜 100g（切成粒），粳米 50g，猪肉适量，盐适量。羊肉切片，先用水煮至熟烂，再与山药片、胡萝卜粒、粳米同煮为粥，亦可加入适量猪肉片同煮，加适量盐调味即可。

功效：健脾补肾，适用于体虚畏寒、食欲不振、大便溏薄、腰酸尿多等症。

9. 山药炒虾仁

做法：山药 200g，鲜虾仁 150g，莴苣头 100g，姜、葱、料酒、盐、味精各适量，素油 50g。将山药浸泡一夜，切成薄片；虾仁洗净，去皮；莴苣洗净，去皮，切丁；姜切片，葱切段。炒锅置武火上烧热，加入素油，烧六成热，下入姜、葱爆香，下入虾仁、料酒炒变色，加入山药、莴苣丁、盐、味精，炒熟即成。此菜可健脾、补肺、固肾、益精、壮阳，适用于脾虚泄泻、虚劳咳嗽、消渴、遗精、带下、小便频数、阳痿等。

　　总之，山药营养丰富，可作为主食，亦可作蔬菜或酿酒的原料。由于山药中含有大量的淀粉、糖蛋白和自由氨基酸，可作食疗药膳应用，如制成粥、糕点等保健食品。作为传统补益中药材，山药有健脾胃、补肺益肾、止泻利湿之功效，对肾炎、糖尿病、血管动脉硬化、肿瘤等病症有防治和治疗作用，既是慢性病患者的食疗佳肴，也是老少皆宜的功能食品。可见，山药具有十分广阔的市场前景。

参 考 文 献

[1] 王飞，刘红彦，鲁传涛.5个山药品种资源的农艺性状和营养品质比较 [J].河南农业科学，2005，(3)：58～60.

[2] 陈菁瑛，黄玉吉，陈熹.山药品种间氨基酸含量的差异性研究 [J].氨基酸和生物资源，2008，30 (2)：12～15.

[3] 顾林，姜军，孙婧.山药多糖的分离纯化及其结构鉴定 [J].食品科技，2007，32 (5)：109～111.

[4] 赵国华，李志孝，陈宗道.山药多糖的免疫调节作用 [J].营养学报，2002，24 (2)：187～188.

[5] 阐建全，王雅茜 陈宗道.山药活性多糖抗突变作用的体外实验研究 [J].营养学报，2001，23 (1)：76～78.

[6] 杭悦宇.我国山药类药材对动物降血糖和降血脂的作用 [J].植物资源与环境，1994，3 (4)：59～60.

[7] 赵宏，谢晓玲，万金志，徐新军.山药的化学成分及药理研究进展 [J].今日药学，2009，19 (3)：49～52.